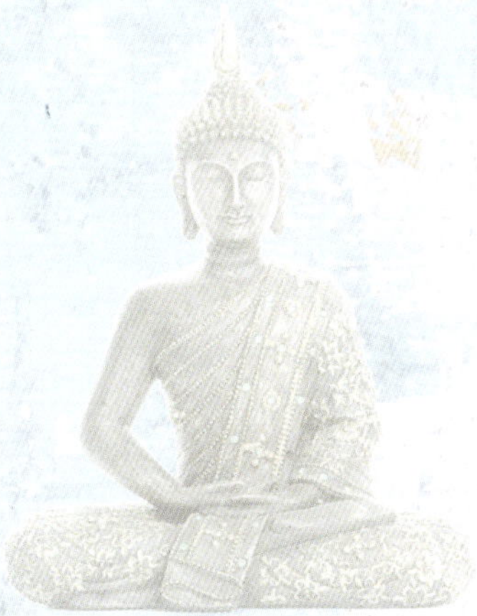

*Die Autorin*

Gertrud Hirschi leitet seit 1982 in Zürich eine Yoga-Schule. Sie schrieb diverse Bücher zu den Themen: Yoga, Mudras und Mantras. Schon seit vielen Jahren befasst sie sich mit der Bedeutung und Wirkung von Mudras und Mantras und hat ihr Wissen sowohl im Fernsehen an die Zuschauer als auch in Managerkursen, so am World Economic Forum in Davos, an Top-Manager weitergegeben. Das Thema »Wohlbefinden und geistige Frische am Arbeitsplatz« ist für sie seit vielen Jahren aktuell und gerne teilt sie ihr breites Wissen in entsprechenden Gremien mit. Ihre Yoga- und Mudra-Bücher und Kartensets sind zum Teil in 18 Sprachen übersetzt und auch in Indien, dem Ursprungsland des Yoga, herausgegeben worden.

Weitere Informationen über Gertrud Hirschi und ihre Bücher, Kartensets und Seminartätigkeiten finden Sie unter:
www.gertrudhirschi.ch

Die Autorin ist Gründerin eines Meditationskreises, in dem es um das eigene wie auch um das Wohl der Welt geht. Ohne jegliche Verpflichtung können Sie gerne einsteigen und mitmachen. Mehr darüber auf der Webseite www.heal-the-world.ch

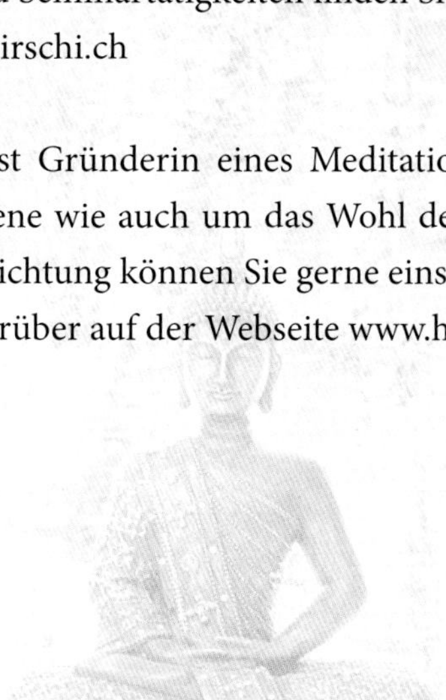

GERTRUD HIRSCHI

# MOMENT MAL!

## Neue Lebensfreude mit Mudras · Mantras · Meditationen

KÖNIGSFURT-URANIA

*Bibliographische Information der Deutschen Nationalbibliothek*
*Die Deutsche Nationalbibliothek verzeichnet diese Publikation in der Deutschen Nationalbibliographie; detaillierte bibliographische Daten sind im Internet über http://dnb.d-nb.de abrufbar.*



Originalausgabe
Krummwisch bei Kiel 2013


D-24796 Krummwisch
www.koenigsfurt-urania.com

Umschlaggestaltung: Agentur Weiß, München unter Verwendung der folgenden Bilder: »Close up of hand in lotus pose« © pkline - Istockphoto.com, »Yoga JNANA mudra« © byheaven – Fotolia.com und »Mandala doodle« © zsooofija – Fotolia.com

Mudras Illustrationen: Hermann Betken, Oldenbüttel
Weitere Abbildungen: Bildverzeichnis auf S.238
Lektorat: Claudia Lazar, Kiel
Satz und Layout: Antje Betken, Oldenbüttel
Druck und Bindung: Finidr s.r.o

Printed in EU

ISBN 978-3-86826-128-8

# *Inhalt*

*Dieses Buch ist den Menschen gewidmet,*
*die sich tatkräftig für das Wohl der Erde einsetzen,*
*die einen umweltschonenden Lebensstil pflegen*
*und für Gerechtigkeit und Frieden sorgen*
*und meditieren.*

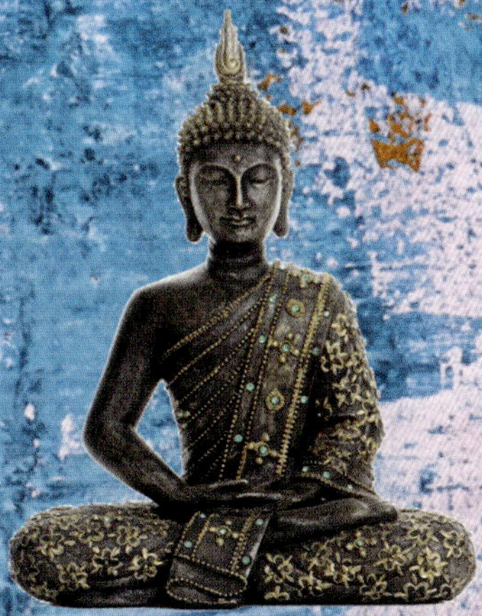

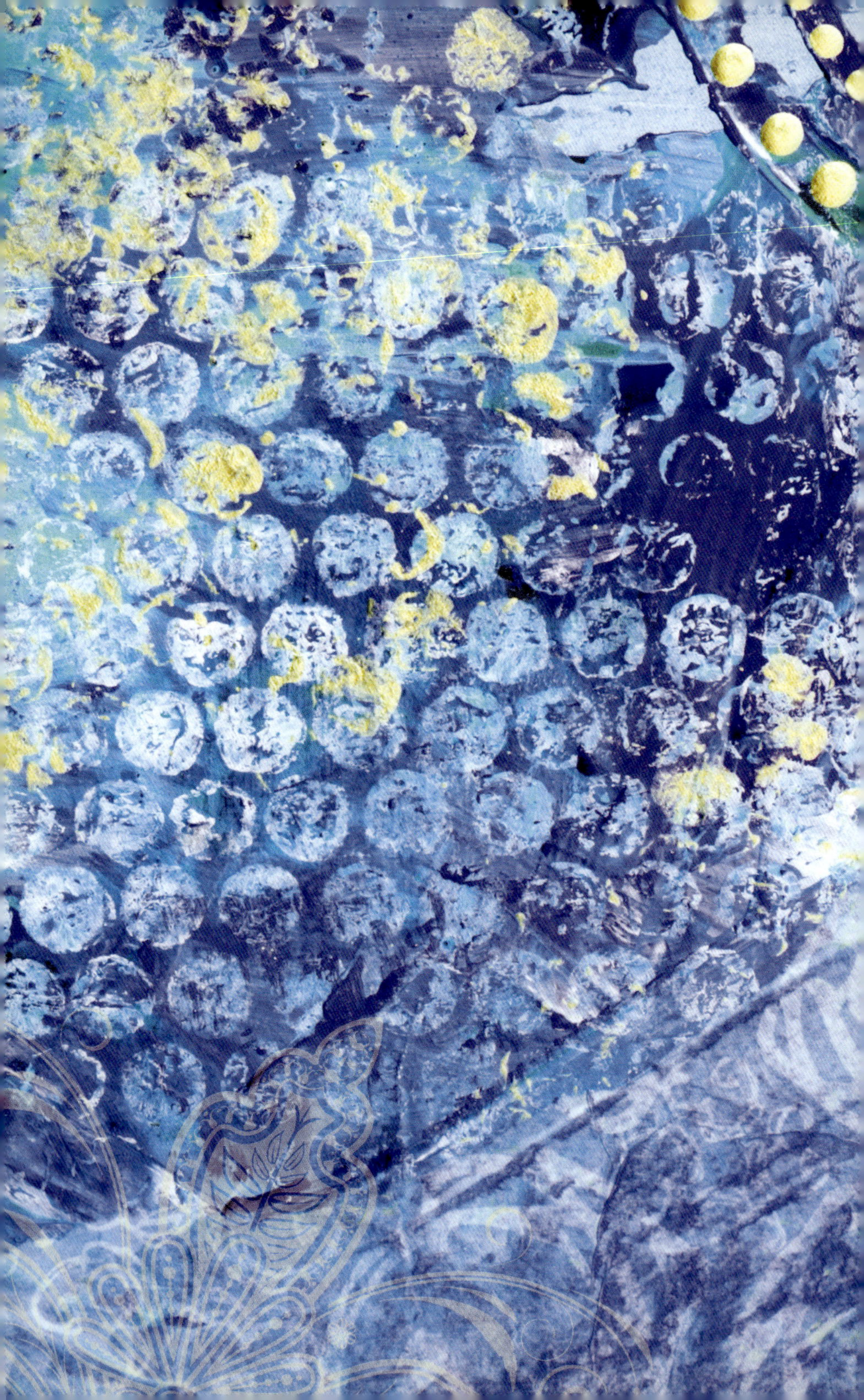

# *Liebe Leserin, lieber Leser.*

Wir alle wünschen, leicht und beschwingt durch unser Leben zu gehen, und wir alle wissen, dass dies nicht immer so ist oder so sein kann. Es gibt aber eine einfache Technik, die MMM-Methode (Mudras – Mantras – Meditationen), die uns immer wieder, und dies sogar tagtäglich, beglückende Momente verschaffen kann, die uns das Schöne bewusster genießen lässt und die uns hilft, auch schwere Zeiten zügig zu durchschreiten und auferlegte Bürden leichter zu tragen.

Die folgende Aussage bringt den Kern dieser Strategie auf den Punkt:

*Begrabe die Vergangenheit, schaue zuversichtlich in die Zukunft und mache das Beste aus der Gegenwart.*

Mit der in diesem Buch vorgestellten MMM-Methode schaut man sich immer wieder von Neuem einen Bereich seines Daseins, seiner Denkweise, seines Verhaltens und seiner Haltung dem Leben gegenüber genauer an und denkt darüber nach. Man lässt Ausgedientes fallen und probiert Neues aus.

Ich selbst wende diese Vorgehensweise schon seit Jahren an und fahre gut damit – sie bringt mich voran, stärkt auf allen Ebenen und gibt mir Woche für Woche neuen Schwung.

In den 70er-Jahren lernte ich im Yoga-Unterricht erstmals die sogenannten Wochenthemen kennen und schätzen. Für jede Woche gab uns der Lehrer ein Thema zum Nachdenken mit auf den Weg. Oft sagte er dazu: »Ich lehre euch nichts Neues, alles wisst ihr schon – es ist nur so, dass ihr eine Woche lang über etwas, das ihr eigentlich schon lange wisst, ein bisschen nachdenkt – es euch vermehrt bewusst macht. Wenn es etwas ist, das drückt, schmerzt oder euch schlicht und einfach nicht gut tut, dann verändert es – macht etwas Gutes daraus. Es sind die kleinen Veränderungen, die zählen und die bewirken, dass man nicht ein Leben lang auf der Stelle tritt – oder mit einem anderen Bild – in einem Hamsterrad dreht.«

Schon bald merkte ich, wie gut mir das Nachsinnen über diese Themen tat, und seither lebe ich damit. Die Themen bringe ich, wie früher mein Lehrer, in den Yoga-Unterricht mit, und sie gelten für mich selbst genauso wie für meine Kursteilnehmer. Vieles hat sich bei mir seit dieser Zeit zum Guten gewendet, weil ich mich selbst durch die Jahre besser kennenlernte und weil ich heute vieles leichter nehme – und warum das? Weil ich seelisch-geistig stärker geworden bin und weil sich meine Ansichten und Vorstellungen mir selbst und anderen gegenüber verändert haben. Schon damals wurde gelehrt, dass wir in unserem Innersten eine höhere Erkenntnis und Weisheit besitzen, die weiß, was uns gut tut, was uns Kraft gibt und was uns den Weg weist – und den Sinn unseres Lebens erkennen und erfüllen lässt. Unser inneres Wissen kann mit einem köchelnden Brei in einem Topf verglichen werden und jede Woche schöpft man daraus eine angemessene und gesunde Portion.

Vor 20 Jahren ist mein erstes Buch herausgekommen »Yoga für Seele, Geist und Körper«, in dem Wochenthemen mit passenden Meditationen und Yoga-Übungsfolgen vorgestellt wurden – und das noch heute sehr geschätzt wird. Aber es gibt nicht *nur* 52 Themen, sondern es sind endlos viele und auf den folgenden Seiten finden Sie davon eine neue Auswahl. Einige Themen stammen aus den alten Schriften des Yoga, andere aus dem Buddhismus, aus der westlichen Philosophie und Psychologie, Religion oder auch aus neuesten Berichten der Hirn- und Verhaltensforschung. Die Wahl traf ich nach dem Motto:

*Was tut uns auf der seelisch-geistigen Ebene gut, was erleichtert den Alltag, was bringt uns auf dem spirituellen Weg weiter und was macht uns glücklich?*

Es gibt noch endlos viele weitere Themen, die in Betracht kommen, aber ich wollte das Ganze überschaubar halten, Ihnen einen regelmäßigen Rhythmus anbieten und einen absehbaren Zeitrahmen. Dazu eignen sich die 52 Wochen des Jahres vorzüglich. Es bleibt Ihnen natürlich unbenommen, solange Sie mögen über ein Thema nachzusinnen.

Jede Woche ist wie ein leeres Blatt, das Sie beschreiben und gestalten. Sie entscheiden, was Sie darauf schreiben, malen, zeichnen, ob Sie es kunstvoll falten oder ob Sie es zerknüllen und wegwerfen. Ich wünsche Ihnen viele kluge Entscheidungen, Mut, etwas zu wagen, und eine unerschütterliche Zuversicht in die Weisheit und Liebe des Lebens.

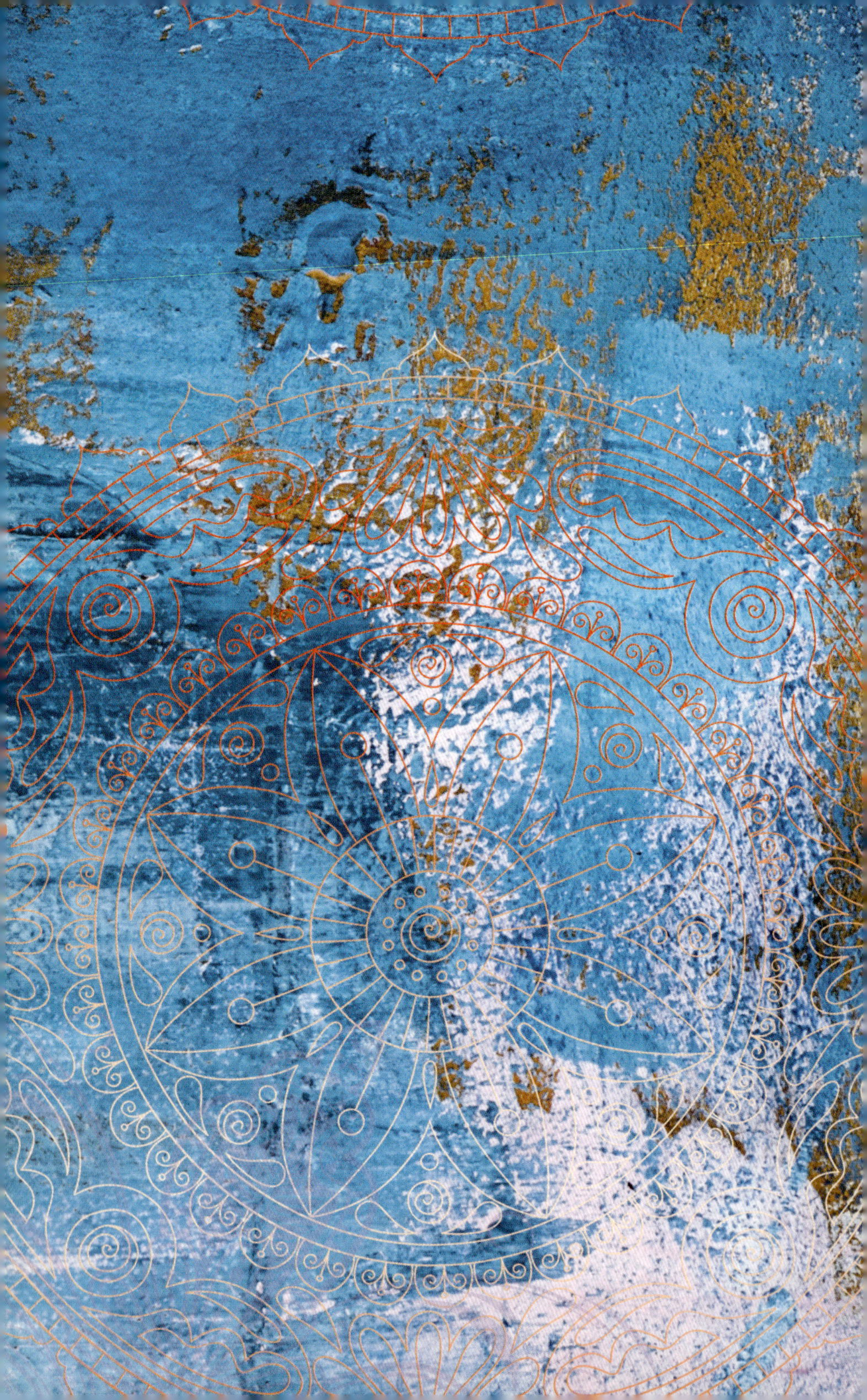

# *So wird das Buch genutzt*

Lassen Sie sich Zeit mit einem Thema – so wie ich mir Zeit gelassen habe und pro Woche nur ein Kapitel schrieb. Sind Sie eher von pragmatischer Natur? Dann lesen Sie am Sonntagabend vor dem Einschlafen das Kapitel der Woche, spielen gedanklich ein bisschen mit den gegebenen Möglichkeiten und wie Sie das Thema angehen möchten und schlafen einfach mal darüber. Durch die kommende Woche beschäftigen Sie sich ganz locker und unverkrampft mit der Aufgabenstellung und ziehen daraus Ihren Nutzen und Ihre neuen Erfahrungen und Erkenntnisse. Vielleicht packt Sie das eine oder andere Kapitel und Sie möchten länger dabei bleiben – nichts spricht dagegen. Möchten Sie ein Kapitel überspringen, weil es Ihnen überhaupt nicht zusagt, dann gehen Sie vielleicht zuerst in sich und fragen sich: Warum widerstrebt mir das Thema? Auch offensichtliches Desinteresse kann auf eine innere Abneigung hinweisen. Meistens deutet innerer Widerstand auf etwas hin, das in uns verborgen ist und Angst hat, ans Licht zu kommen. Jeder Widerstand, den wir auflösen können, ist wie ein neues Tor, das sich öffnet und uns auf dem Weg weiter bringt.

Oft finden Sie Smileys im Text – hier habe ich beim Schreiben verschmitzt gelächelt, und ich hätte noch viel mehr Smileys einfügen können. Alle Themen sind von einer bestimmten Ernsthaftigkeit und gerade darum ist es wichtig, dass Sie diese mit Leichtigkeit und mit einer gesunden Portion Humor und mit einem Lächeln angehen.

Da das Buch durch ein ganzes Jahr führt, sind die Themen teils passend zur Saison und interessanterweise – wie ich aus Erfahrung weiß – werden die entsprechenden Fragestellungen auch immer wieder in dieser oder jener Jahreszeit aktuell.

Selbstverständlich können Sie, wenn Sie eher der verspielte Typ sind, das gegenwärtige Thema selbst bestimmen, indem Sie einfach das Buch auf das Geratewohl hin aufschlagen. Sie finden die *Denk-Aufgaben* für den Jahresbeginn und das Frühjahr vorn und für Herbst und Winter im hinteren Teil des Buches. Es gibt auch Aspekte, die sich ähnlich sind, oder Übungen, die wiederholt werden – dies war meine Absicht und führt zur Vertiefung einer Sache. Unser Geist hält wenig von Wiederholungen, er will immer neue Unterhaltung; unser Unterbewusstsein hingegen liebt Wiederholungen über alles. Langfristige und nachhaltige Veränderungen in uns und in unserem Leben können wir sowieso nur mit Beharrlichkeit und Geduld erwirken.

Den größten Nutzen ziehen Sie aus dem Buch, wenn Sie sich dazu Notizen machen, die Sie entweder auf einen Zettel schreiben oder in ein hübsches Notizbuch, das Sie sich zulegen, und zu jedem Thema Ihre Gedanken und Erfahrungen notieren. In ein, zwei oder fünf Jahren kann das höchst interessant und aufschlussreich für Sie sein; und Sie werden sich bewusst, wie sehr Sie sich in der Zwischenzeit verändert haben, wie anders Sie Probleme jetzt angehen und wie Sie vieles leichter nehmen.

> *Meine Bitte*
>
> *Geben Sie jedem Thema mindestens ein bis drei Wochen Zeit, aber setzen Sie einen Rat oder Tipp gleich innerhalb von 72 Stunden um.*

Und vielleicht könnte dieses Buch für Sie sogar ein Ansporn sein, ein eigenes zu schreiben, in dem Sie Ihre Erfahrungen und Ihre guten Ideen festhalten und später an Ihre nächste Generation weitergeben.

Zu jedem der 52 Themen finden Sie einen Text, der Sie einführt in die *Denk-Aufgabe*. Es folgen ein Vorschlag zur *Meditation*, ein *Mantra* mit dem Motto des Tages, der Woche oder individuellen *Denk-Zeit*, eine *Mudra*, die Sie unterstützt bei der inneren Einkehr, und last but not least *handfeste Tipps für den Alltag*, die vorher Beschriebenes in kleinen Schritten ganz pragmatisch umsetzen helfen.

Nehmen Sie sich täglich Zeit für die MMMs. Meditieren Sie pro Tag 5 bis 20 Minuten. Halten Sie dabei die Mudra und rezitieren Sie vor, während oder nach der Meditation das Mantra. Greifen Sie das Mantra zwischendurch am Tag immer wieder auf. Bald schon werden Sie Ihr eigenes Maß, was Zeitlänge und Tageszeit betrifft, finden.

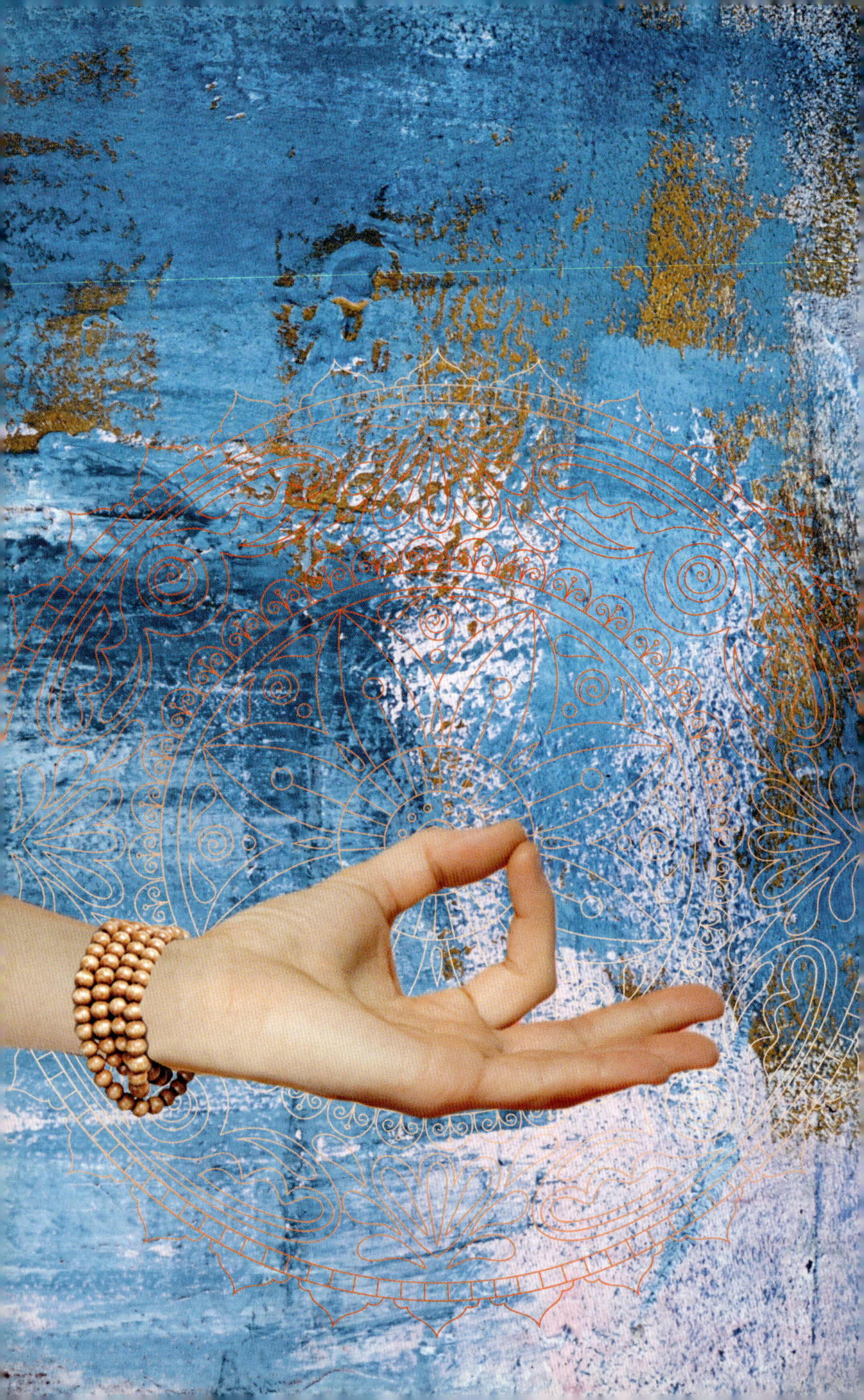

# *Mudras, Mantras, Meditationen*

## *Meditationen – Macht der inneren Bilder*

Der Begriff *Meditation* stammt vom lateinischen *meditatio* ab, ist abgeleitet vom Verb *meditari* und bedeutet »nachdenken, nachsinnen, überlegen«. Interessanterweise ist es verwandt mit lateinisch *mederi* »heilen«, was darauf hinweist, dass das Nachdenken – eigentlich Vordenken – über eine Angelegenheit heilsam sein kann. Meditation über ein Thema bedeutet also nachzusinnen und sich eigene Überlegungen dazu zu machen. Oft finden Sie stattdessen Anleitungen zu symbolischen Bilderreisen, die die Frage positiv lösen sollen und die Richtung des Denkens in gewisser Weise schon vorgeben. Viele falsche Entscheidungen werden getroffen, weil der Betreffende die Angelegenheit, den Wunsch oder das Ziel vorher nicht genau überlegt und sich im Besonderen das Resultat nicht vorgestellt hat. Durch die Praxis der ergebnisoffenen Meditation kann uns dies nie mehr passieren – denn die Imaginationen schaffen Klarheit. Auch ich habe mir eine Wunscherfüllung schon eine ganze Woche lang immer wieder vorgestellt, darüber »sinniert« und dann am Samstag entschieden, sie wie eine heiße Kartoffel fallen zu lassen ☹ ☺.

Unsere »Einbildungen« beeinflussen die Qualität unseres Lebens im Guten wie im Schlechten. So ist es enorm wichtig, dass wir achtgeben, welchen inneren Bildern wir tagsüber nachhängen. Durch die in diesem Buch vorgestellten Meditationen können Sie vielleicht sogar neue Gewohnheiten schaffen: Sie lernen wieder, über etwas tief nachzudenken, um so zu entsprechenden – zu den besten – Lösungen zu gelangen. Sie üben sich im konstruktiven Denken.

Es ist nicht dringend notwendig, dass man, um über etwas nachzudenken, eine spezielle Sitzhaltung einnimmt oder dies zu einem bestimmten Zeitpunkt oder eine gewisse Zeitspanne lang tun sollte. Sie können also genauso gut gemütlich morgens oder abends im Bett meditieren. Ich selbst finde es wunderschön, wenn meine ersten Gedanken morgens wie auch meine letzten abends vor dem Einschlafen positiv und nach-denklich sind. Man hat einen besseren Start in den Tag, nachdem man die Gedanken geordnet hat, und dementsprechend wird er sich angenehmer gestalten. Oder abends kann man danach wunderbar einschlafen, verdrängte Gedanken holen uns nicht im Schlaf ein, denn sie sind bereits gedacht worden, und die positiven Gedanken und Bilder können nachts ihre entsprechende Wirkung voll entfalten. Viele Zeitgenossen wandern, joggen, walken oder absolvieren ein Krafttraining im Fitness-Studio. Auch dabei kann man guten Gedanken nachgehen oder innere Filme produzieren. Egal wo, egal wann – jede einzelne Meditation ist gut für unsere Gesundheit und unser Wohlergehen, hebt unsere Stimmung und ist zugleich das beste Gehirnjogging. Kleiner Aufwand – große Wirkung!

## *Mantras – Kraft der Worte*

Der Begriff *Mantra* stammt aus dem Sanskrit und bedeutet »Spruch, Lied, Hymne«. Auch im modernen Sprachgebrauch spricht man von Mantras und bezeichnet damit eine meist kurze, formelhafte Wortfolge, die rezitiert wird. Im Westen werden heute auch Begriffe wie *Affirmation, Bejahung* und *Leitsatz* als Mantra bezeichnet. Mantras können gesprochen, geflüstert, gesungen oder still in Gedanken rezitiert werden. Sie können auch aufgeschrieben werden und in einem Ritual einem der Elemente (Erde, Feuer, Wasser, Luft), die alle eine Manifestation des Göttlichen sind, übergeben werden.

Was wir uns einreden und was wir aussprechen, hat eine entsprechende Wirkung auf unsere Wesensart, unsere Denkweise, unser Gemüt und somit auf unser ganzes Leben. Dies durfte ich in den letzten Monaten selbst wieder einmal mehr erfahren, und es hat mich von Neuem verblüfft, obwohl ich seit fast 40 Jahren mit Mantras arbeite. Seit etwa einem Jahr praktiziere ich die Metta-Meditation, die aus vorgegebenen Mantras besteht, und ich merke, wie die bejahende Kraft der Worte mein Denken, meine Gefühle, mein Agieren und mein Reagieren verändert. Ich habe sie im Folgenden für Sie notiert und ich möchte sie Ihnen ans Herz legen. Obwohl es in dieser Meditation größtenteils um unsere gesamte Menschheit geht, werden Sie selbst daraus den meisten Nutzen ziehen. Bleiben Sie einige Monate dabei, ohne besondere Erwartungen zu haben, und lassen Sie sich vom Guten, das auf leisen Sohlen zu Ihnen kommt, überraschen.

## *Metta-Meditation*

**Im 1. Teil** entwickeln Sie sich selbst gegenüber ein Gefühl von Freundlichkeit und Herzensgüte, indem Sie voller Inbrunst und doch gelassen mehrmals wiederholen: »Möge ich glücklich sein und im Herzen voller Liebe, Frieden und Güte.«

**Im 2. Teil** stellen Sie sich einen Menschen vor, der Ihnen nahe steht. Sie wiederholen mehrmals: »Möge ... (sein Name) glücklich sein und im Herzen voller Liebe, Frieden und Güte.«

**Im 3. Teil** sehen Sie Ihren Ort aus der Vogelperspektive und Sie wiederholen mehrmals: »Mögen die Menschen in ... (Ihr Ort) glücklich sein und im Herzen voller Liebe, Frieden und Güte.«

**Im 4. Teil** fliegen Sie im Geiste über die einzelnen Kontinente und wiederholen bei jedem wieder mehrmals: »Mögen die Menschen in ... (jeder Kontinent) glücklich sein und im Herzen voller Liebe, Frieden und Güte.«

**Sie beenden die Meditation,** indem Sie dem Göttlichen und allen Menschen danken, die zum Wohle unserer Welt tätig sind. Wichtig ist, dass Sie in Ihren inneren Bildern sich selbst und die Menschen gesund, friedvoll und glücklich sehen. Je nachdem, wie viel Zeit Sie zur Verfügung haben, verweilen Sie bei jedem Abschnitt 1 bis 10 Minuten.

Weitere Texte zur Metta-Meditation finden Sie auf meiner Webseite www.heal-the-world.ch

## *Mudras – Gesten des Ausdrucks*

Der Begriff *Mudra* stammt aus dem Sanskrit und bedeutet »Siegel«. Die Mudra ist eine symbolische Handgeste, die sowohl im alltäglichen Leben wie auch in der religiösen Praxis ihre Anwendung findet. In weiteren Übersetzungen aus dem Sanskrit bedeutet *Mudra* »das, was Freude bringt«.

Die meisten Mudras in diesem Buch stammen aus den Heilslehren von China, Japan und Korea und der Kinesiologie und haben keine speziellen Namen. Die einzelnen Mudras aus dem Ayurveda (indische Heilslehre), aus dem Hinduismus wie auch aus dem Buddhismus haben oft mehrere Namen, je nachdem, aus welcher Gegend sie stammen oder auf welchen Lehrer und Meister sie zurückgeführt werden. Um diesem Chaos zu entkommen, habe ich auf die Namen ganz verzichtet.

Es gibt mehrere Hundert Mudras und ich habe die Wahl ausschließlich in Bezug auf ihre Wirkung getroffen – nur das zählte für mich. In jedem Finger steckt eine besondere mentale wie auch emotionale Kraft, und diese soll zu dem Thema aktiviert werden.

Mir geht es zusätzlich darum, dass man mit einer symbolischen Geste – einer Mudra – immer auch das besiegelt, was man sich vornimmt und erreichen möchte. So bewirken die Mudras auf verschiedenen Ebenen viel Gutes – und tragen so letztendlich zu unserem Glück bei.

Das Formen einer Mudra ist ganz leicht, Sie folgen der Beschreibung, und damit alles eindeutig und klar ist, wurde noch eine Abbildung zugefügt, die Sie eins zu eins im Aufblick auf Ihre Hände nachmachen können. Drei Abbildungen sind dabei, die Ihnen zeigen, wie Ihr Gegenüber Ihre Hände sehen würde, denn aus Ihrer Sicht wäre die Fingerhaltung nicht eindeutig erkennbar. *Der Druck der Finger ist sanft und die Hände bleiben locker.* Alle Mudras sind einfache Gesten und sollte eine für Sie trotzdem schwierig sein, dann machen Sie sie, so gut es geht. Die Mudras können nicht schaden.

Gönnen Sie sich zwischendurch Handmassage, Hände-Reiben, Hände-Klatschen, Hände-Klopfen – *das vertreibt die Melancholie und weckt die Lebensgeister.* Sie stimulieren alle Meridiane (die oberflächlichen wie auch die tiefer liegenden), wenn Sie beim Reiben mit den Fingern der einen Hand zwischen die Finger der anderen greifen (siehe folgende Abbildung).

Eine *Blitzentspannung* erfahren Sie, wenn Sie die Arme locker hängen lassen, einatmend die Finger spreizen und *tief ausatmend* die Finger wieder schließen – mehrmals wiederholen. So einfach und es wirkt sofort!

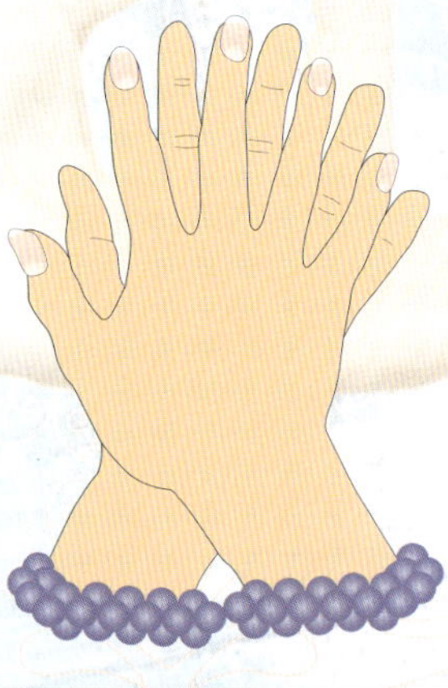

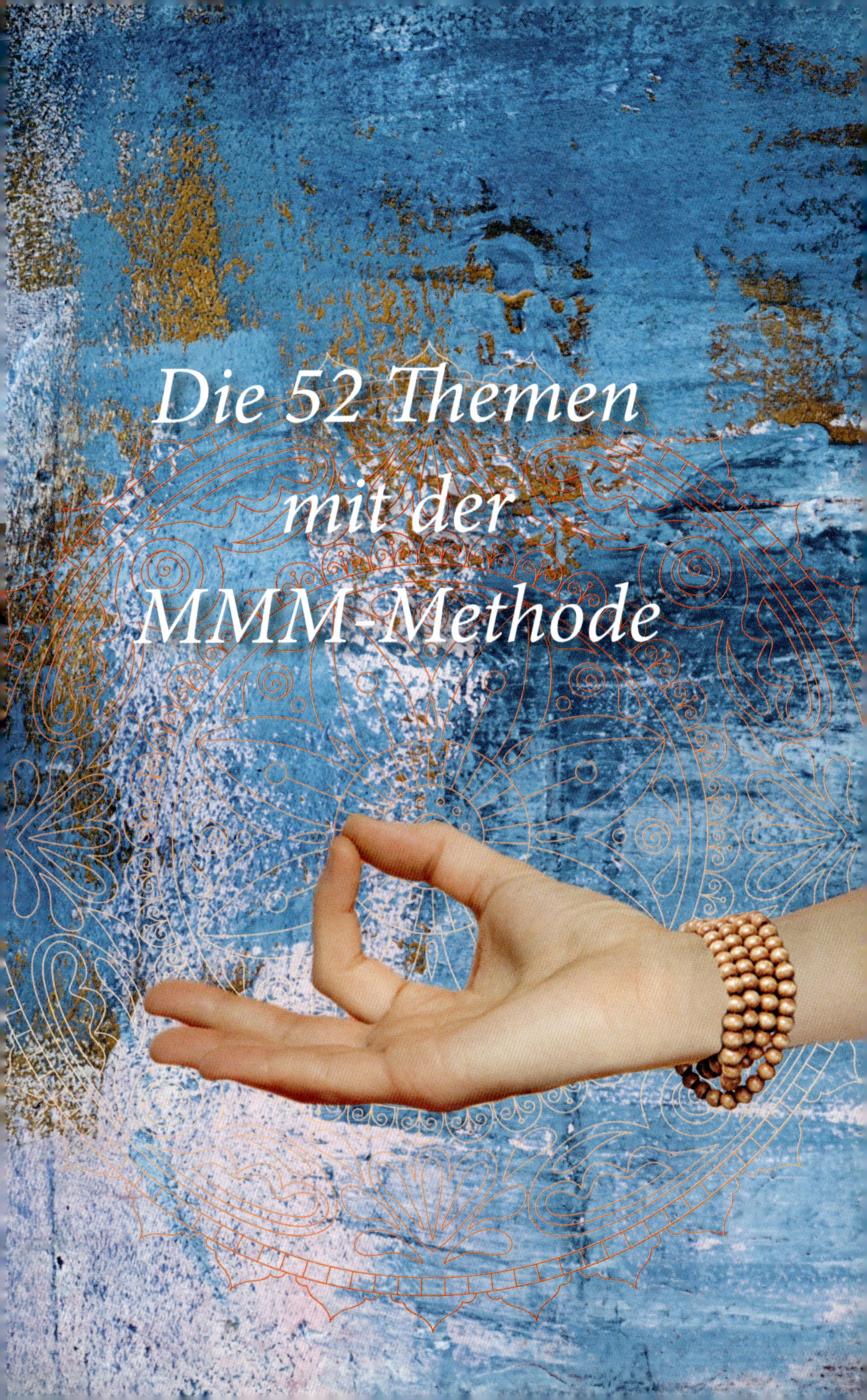
Die 52 Themen
mit der
MMM-Methode

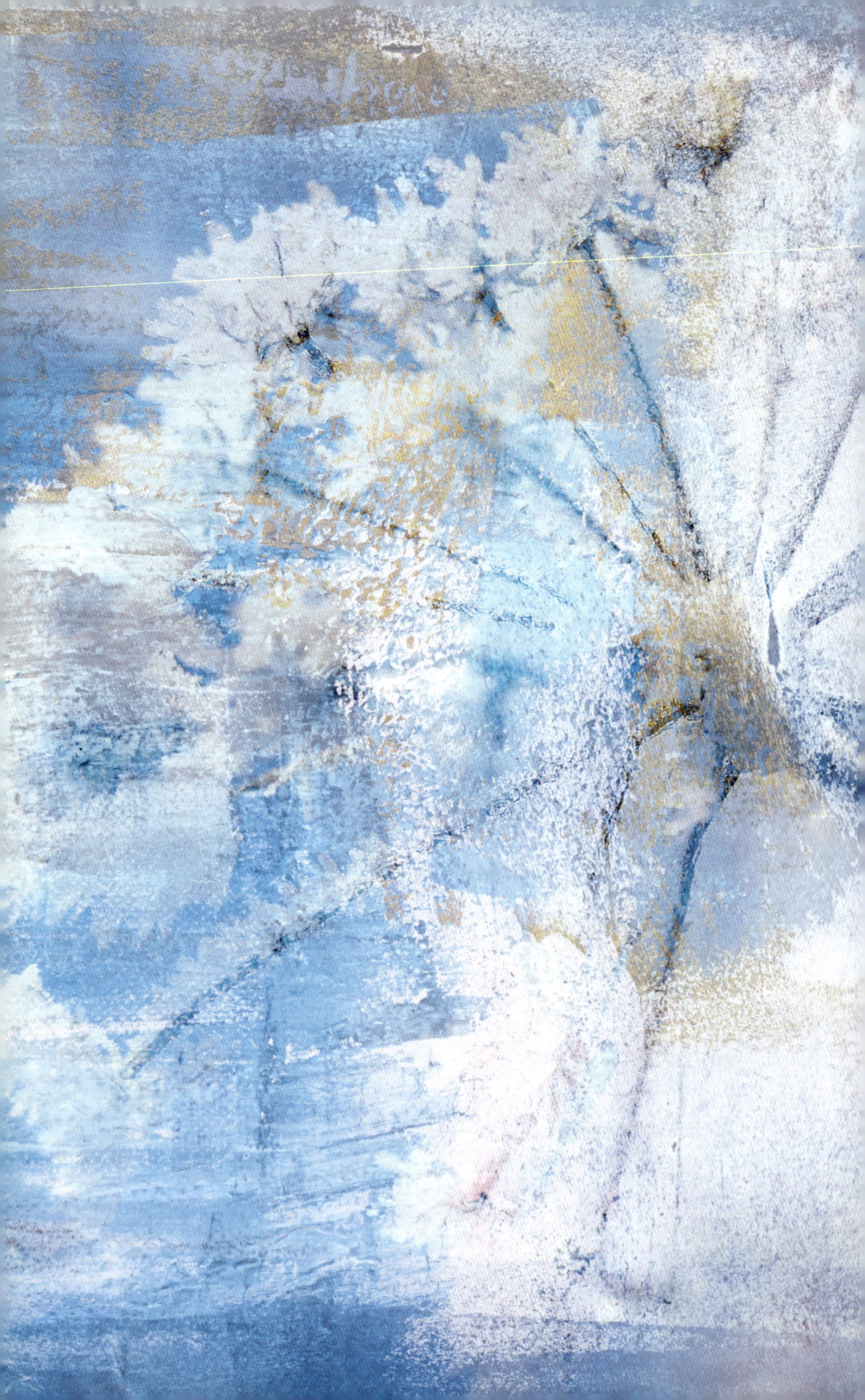

## *Der erste Schritt bestimmt die Richtung*

Leer, offen und voller Möglichkeiten und Gelegenheiten liegt der Weg durch das kommende Jahr oder die nächste von Ihnen bestimmte Zeitspanne vor Ihnen. Unter welches Motto könnten Sie die nächsten Wochen oder Monate stellen? Von was möchten Sie mehr und von was möchten Sie weniger? Halten Sie einen Augenblick inne und überlegen Sie.

Oft wird vieles besser, leichter, interessanter und spannender, wenn wir uns nur ein wenig neu ausrichten oder kleine Änderungen vornehmen. Zu Stress und zu einer Belastung können sogar unsere liebsten Tätigkeiten werden, wenn das Maß nicht stimmt, wenn wir uns zwischendurch keine Ruhe gönnen, uns zeitlich unter Druck setzen oder zu ehrgeizig, perfekt und erfolgsorientiert sind. Es sind gar nicht immer die anderen, die uns Druck machen – diese Erkenntnis dürfen wir uns eingestehen – und dann können wir uns überlegen, wie wir es ändern wollen.

Wir können vorerst gedanklich mit unseren neuen Ideen und Vorhaben spielen (kostet nichts ☺) und sie unserer Kraft, unserem Alter und unseren Zeiträumen anpassen. Sobald Freude und Begeisterung in uns aufkommen, wissen wir, dass wir auf dem richtigen Weg sind oder das richtige Maß getroffen haben.

Hier noch ein kleiner bewährter Trick: Das richtige Maß zu finden zwischen Planung und einfachem Geschehen-Lassen ist eine Kunst. In einen besonderen Terminkalender, der nur für unsere Augen bestimmt ist, können wir auf Wochen und Tage verteilt unsere Wünsche und Ziele notieren, aber ebenso die Auszeiten, in denen wir ganz unseren Vorlieben und Hobbys nachgehen – oder gar nichts tun. Es geht hier um die kleinen Freuden des Alltags (zum Beispiel jeden 1. Dienstag im Monat Weiber-Treff im Hirschen oder Meditieren mit Gleichgesinnten; oder jeden 1. Donnerstag im Monat außergewöhnliche Liköre kreieren und ausprobieren, Fotos formatieren). Ob wir uns an die Aufzeichnungen halten, ist gar nicht so wichtig – aber die Tendenz, dass es sich so entwickelt, ist groß – oft wird es sogar noch besser als in unserer Vorstellung – ich rede aus Erfahrung.

## *Meditation*

Sie kreieren gedanklich Ihre positiven Bilder beziehungsweise lassen vor Ihrem inneren Auge einen Film laufen: einen Film, in dem Sie selbst Hauptdarsteller sind. Sie stellen sich all das vor, was Sie in nächster Zeit erleben möchten und schwelgen mit allen Sinnen in der Vorfreude. Sie danken schon jetzt für die reichen Geschenke, welche die nächste Zeit Ihnen bescheren wird.

### *Mantra*

*Ich gebe mein Bestes*
*und das Leben ist mir gutgesinnt.*

## *Mudra*

Die Hände liegen locker auf den Oberschenkeln, die Daumenkuppen liegen seitlich am ersten Glied der Mittelfinger und die anderen Finger sind locker gestreckt. Diese Mudra weckt das Bauchgefühl, damit wir merken, was und wie viel für uns gut ist, und den inneren Antrieb, damit wir in die Gänge kommen.

## *Tipps für den Alltag*

✓ Stellen Sie sich abends vor dem Einschlafen Fragen in Bezug auf die Richtung und das Motto der nächsten Zeit.

✓ Halten Sie zu verschiedenen Zeiten und in diversen Räumen kurz inne, um Ideen für die Planung der nächsten Monate aufkommen zu lassen.

✓ Halten Sie Ihre Ideen gleich fest und schreiben Sie sie in den Terminkalender oder auf Zettel oder in ein spezielles Notizbuch.

✓ Probieren Sie die eine oder andere Idee schon ein bisschen aus.

✓ Suchen Sie Verbündete, die das neue Motto gutheißen und Sie dabei unterstützen.

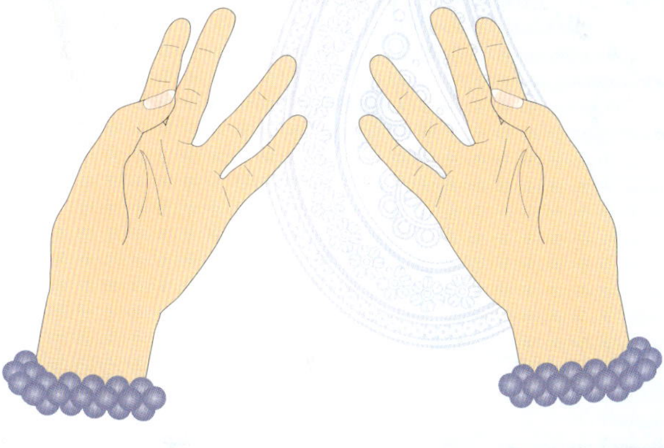

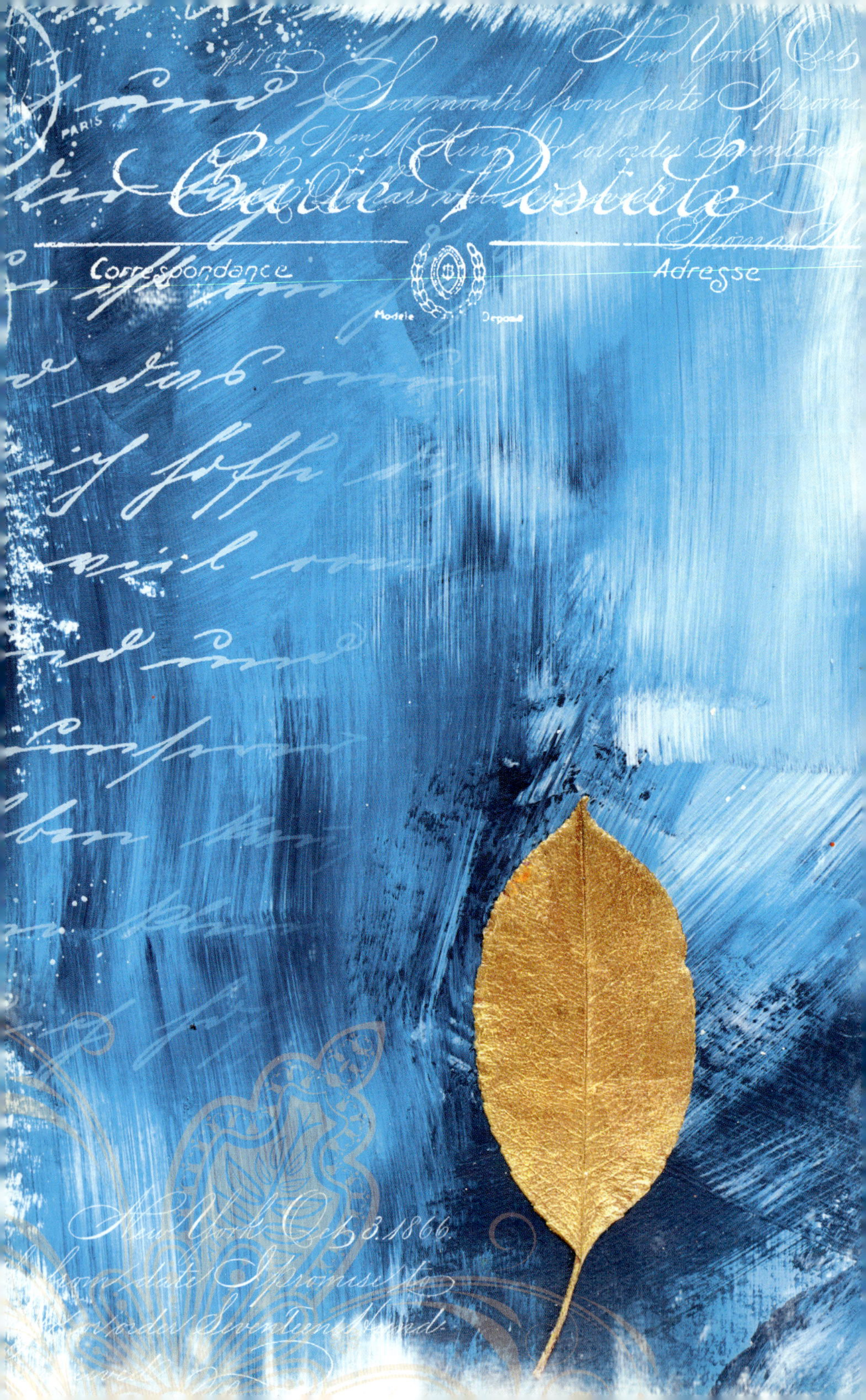
PARIS
Carte Postale
Correspondance
Adresse
New York Oct 3. 1866.

## *Klein beginnen*

*Aller Anfang beginnt im Kleinen.*
*(nach Cicero)*

Diese Gesetzmäßigkeit finden wir überall in der Natur – in allem, was wächst und gedeiht. Es geht uns gut und bringt uns weiter, wenn wir dieses Naturgesetz in unserem Denken, Wollen und Planen berücksichtigen. Wie die Pflanzen und Tiere jedes Jahr im Kleinen »neu beginnen«, so sollten auch wir uns jedes Jahr etwas Neues vornehmen. Vielleicht möchten wir in unserem Inneren etwas ändern, zum Beispiel eine negative Charaktereigenschaft in eine positive umwandeln, etwas Neues lernen, Gutes für die Gesundheit tun oder einfach mehr Zeit für unsere Hobbys haben. Egal was, das Neue und Ungewohnte hält uns jung und fit und es gibt auch unserem Dasein einen tieferen Sinn. Es fördert zusätzlich unsere spirituelle Entfaltung.

Ich plädiere immer noch für die Vorsätze zum Jahresbeginn, obwohl ich weiß, dass diese eigentlich out sind. Viele unserer Zeitgenossen fassen schon lange keine Vorsätze mehr, weil sie wissen, dass diese früher oder später scheitern. Das liegt aber nicht daran, dass die Vorsätze schlecht oder die Leute zu willensschwach sind, sondern weil die Vorhaben zu groß ausfallen und damit überfordern. Tun Sie sich das bitte nicht an.

In der nächsten Zeit geht es also darum, unsere Vorsätze, unsere geplanten Vorhaben nochmals unter die Lupe zu nehmen und sie so zu verkleinern, dass es uns leicht fällt, dran zu bleiben.

Beispiel: Statt der Planung einer Entschlackungswoche genügt uns ein Entschlackungstag oder vielleicht nur eine einzige entsprechende Mahlzeit; statt dass wir wöchentlich zwei volle Abende unserem Hobby frönen, sind wir nur einmal pro Woche 30 Minuten dabei; statt täglich 45 Minuten Meditation oder Yoga planen wir 10 Minuten ein …

Wenn wir diese kleinen Vorsätze die nächsten Monate über einhalten, können wir in absehbarer Zeit einen ansehnlichen Erfolg verbuchen. Und da wir uns von Anfang an nicht unter Druck gesetzt haben, verspüren wir in einigen Wochen sogar Lust auf mehr. Und wenn wir dieses Wenige einhalten, empfinden wir dies jedes Mal von Neuem als ein beglückendes Erfolgserlebnis. Unser Alltag sollte viele solcher kleinen Glücksmomente enthalten – dann sind wir auf dem richtigen Weg.

## *Meditation*

Sie können sich Ihre Erfolgserlebnisse schon im Voraus im Kopf wie einen Film abspielen. – Oder Sie kreieren ein Symbol dazu: Setzen Sie gedanklich einen Samen Ihres Lieblingsbaumes in die Erde, beobachten Sie, wie er keimt, wie Sie diesen hegen und pflegen, und erleben Sie, wie ein stattlicher Baum daraus wird.

### *Mantra*

*Ich beginne im Kleinen und freue mich, wie es sich entwickelt, und das Ergebnis wird mir viel Freude bringen.*

## *Mudra*

Die linke Hand liegt flach auf dem Herzen und die rechte wird auf Brusthöhe gehalten – die Finger weisen nach vorn wie bei einer segnenden Geste. Die Kuppen des rechten Daumens (Willen), Ringfingers (Kreativität) und kleinen Fingers (Liebe und Güte) liegen aneinander. Der Mittelfinger (Tatkraft) zeigt nach vorn und der Zeigefinger (Selbstvertrauen) nach oben. Die göttliche Energie fließt durch den Zeigefinger in das Hand-Chakra und strömt von da durch unseren Mittelfinger in unsere Vorhaben.

## *Tipps für den Alltag*

✓ Stellen Sie die Backuhr auf 10 Minuten und machen Sie in dieser Zeit etwas, für das Sie meinen, keine Zeit zu haben.

✓ Verfahren Sie genauso mit einer lästigen Verpflichtung.

✓ Gönnen Sie sich eine besondere Belohnung, vielleicht können Sie ja schon Ihre ersten Erfolgserlebnisse feiern!?

✓ Machen Sie jemandem eine Freude – einfach so.

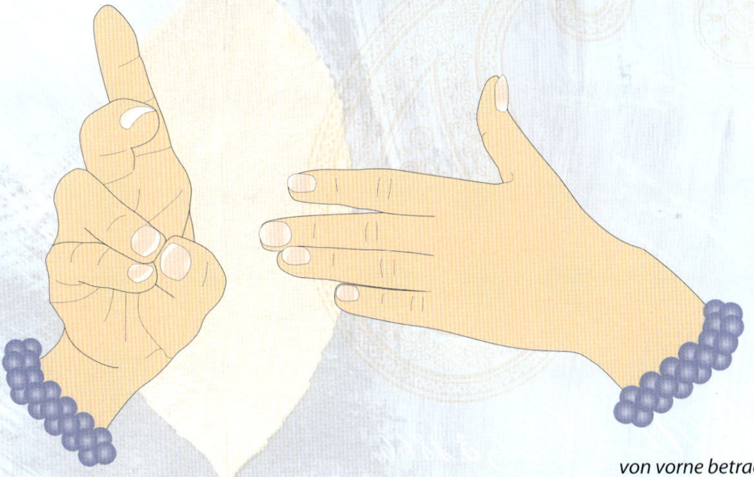

*von vorne betrachtet*

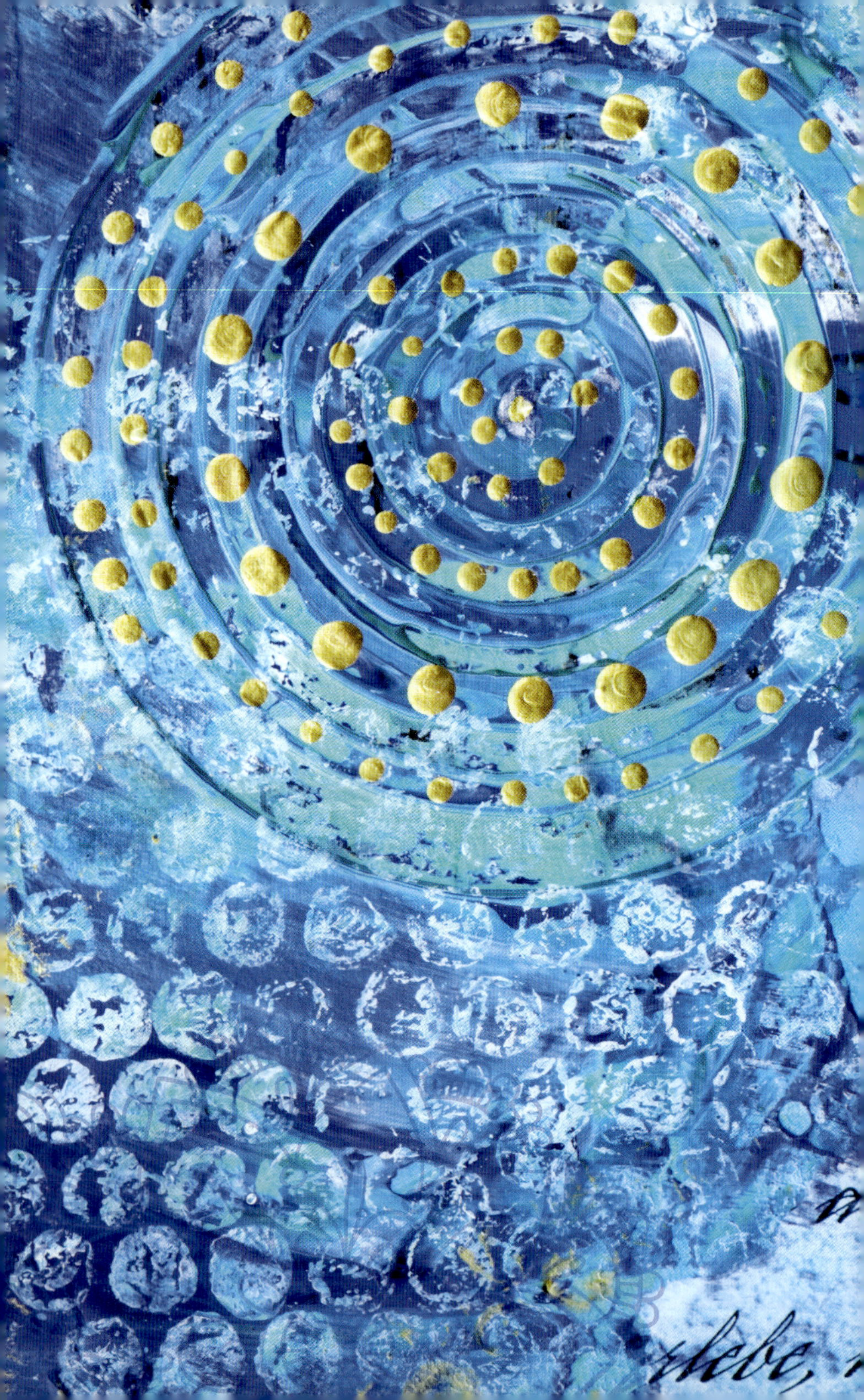

## *Das tut mir gut*

Ganz klar, es gibt vieles, das uns gut tut, und es gibt auch vieles, das uns schlecht bekommt. Es kann sich um Menschen, Tätigkeiten, Ereignisse, Verpflichtungen oder um unsere eigenen Gedanken handeln. Oft sind wir so sehr in unserem Trott oder Stress, dass wir gar nicht auf die Idee kommen, etwas zu unseren Gunsten zu ändern. Schauen wir doch etwas genauer hin: Was ist es, was mir meine Energie nimmt, was oder wer tut mir nicht gut? Muss ich das oder dies wirklich so hinnehmen, wie es ist?

Wenn wir uns jeden Tag diesbezüglich Fragen stellen, kommt vielleicht etwas ans Licht, das wir bis jetzt gar nicht bewusst wahrnehmen konnten oder wollten; wir haben uns daran gewöhnt oder es war raffiniert versteckt. Spannende, tiefschürfende und unnachgiebige Detektivarbeit ist gefragt! Sobald wir etwas, das uns schadet, entdeckt haben, geht es darum, dies so weit wie möglich zu reduzieren und das Gegenteil zu optimieren. Wir können immer etwas ändern, oft müssen wir uns dabei unseren Ängsten stellen und unsere ganze Courage aufbringen. Selbst wenn dabei alle Beteiligten vorerst etwas aufgerüttelt oder durcheinander gebracht werden, macht das nichts und soll uns nicht abhalten – es geht um uns und unser Leben – das sind wir uns schuldig. Dadurch kann vielleicht diese, nach außen hin unspektakuläre Zeit eine unserer wichtigsten werden – wir können nur gewinnen – der Aufwand lohnt sich auf alle Fälle.

## *Meditation*

Die folgende Meditation ist mit einem Pranayama (Atemübung) verbunden, das aus dem Yoga stammt und auf allen Ebenen stärkt: Klare und konstruktive Gedanken, gute Stimmung, Gleichmut und Gelassenheit, Aktivierung des Immunsystems, Stärkung des Nervensystems und körperliche Frische – all dies bewirkt diese Atemweise.

So geht es: Sie verschließen mit dem linken Zeigefinger das linke Nasenloch und atmen durch das rechte ein. Danach verschließen Sie mit dem rechten Zeigefinger das rechte Nasenloch und atmen durch das linke aus. Nun links einatmen, Fingerstellung wechseln, rechts ausatmen … – sechs- bis zwölfmal wiederholen. Den Rest Ihrer Meditationszeit verbringen Sie damit, bewusst und tief einzuatmen – eine kleine Pause einlegen – bewusst und tief wieder ausatmen und danach geduldig warten, bis sich der Impuls für den nächsten Atemzug einstellt.

### *Mantra*

*Ich lebe in der Kraft*
*und die Kraft lebt in mir.*

## *Mudra*

Die Hände sind locker auf den Oberschenkeln platziert und Daumen- und Mittelfingerkuppen werden aneinander gehalten. Die anderen Finger sind locker gestreckt. Der Mittelfinger steht für Kraft und Antrieb und der Daumen für Feuer und Willen.

## *Tipps für den Alltag*

✓ Suchen und pflegen Sie mit einem Menschen Kontakt, der Ihnen gut tut.

✓ Finden Sie Zeit für eine Tätigkeit, die Sie begeistert und Ihnen Kraft gibt.

✓ Sie planen einige Minuten für kräftigende Yoga-Übungen, Walking, Jogging und/oder Schwimmen ein.

✓ Spielen Sie, allein gegen sich selbst (ohne schlechtes Gewissen) oder in Gemeinschaft; lassen Sie Entspannung und Genießen zu, denn jeder Entspannung folgt logischerweise ein Kraftschub.

✓ Verbringen Sie Zeit in der Natur.

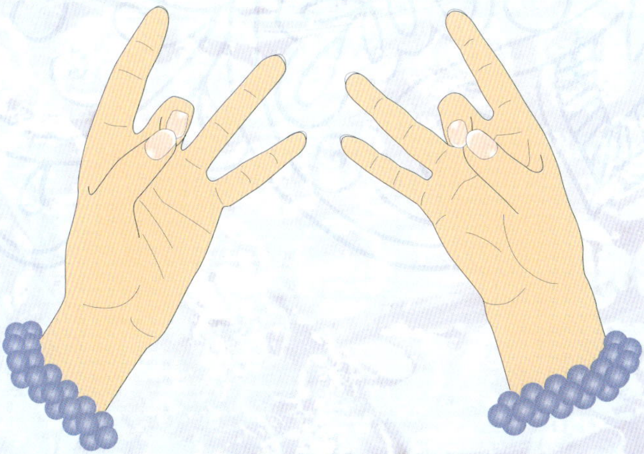

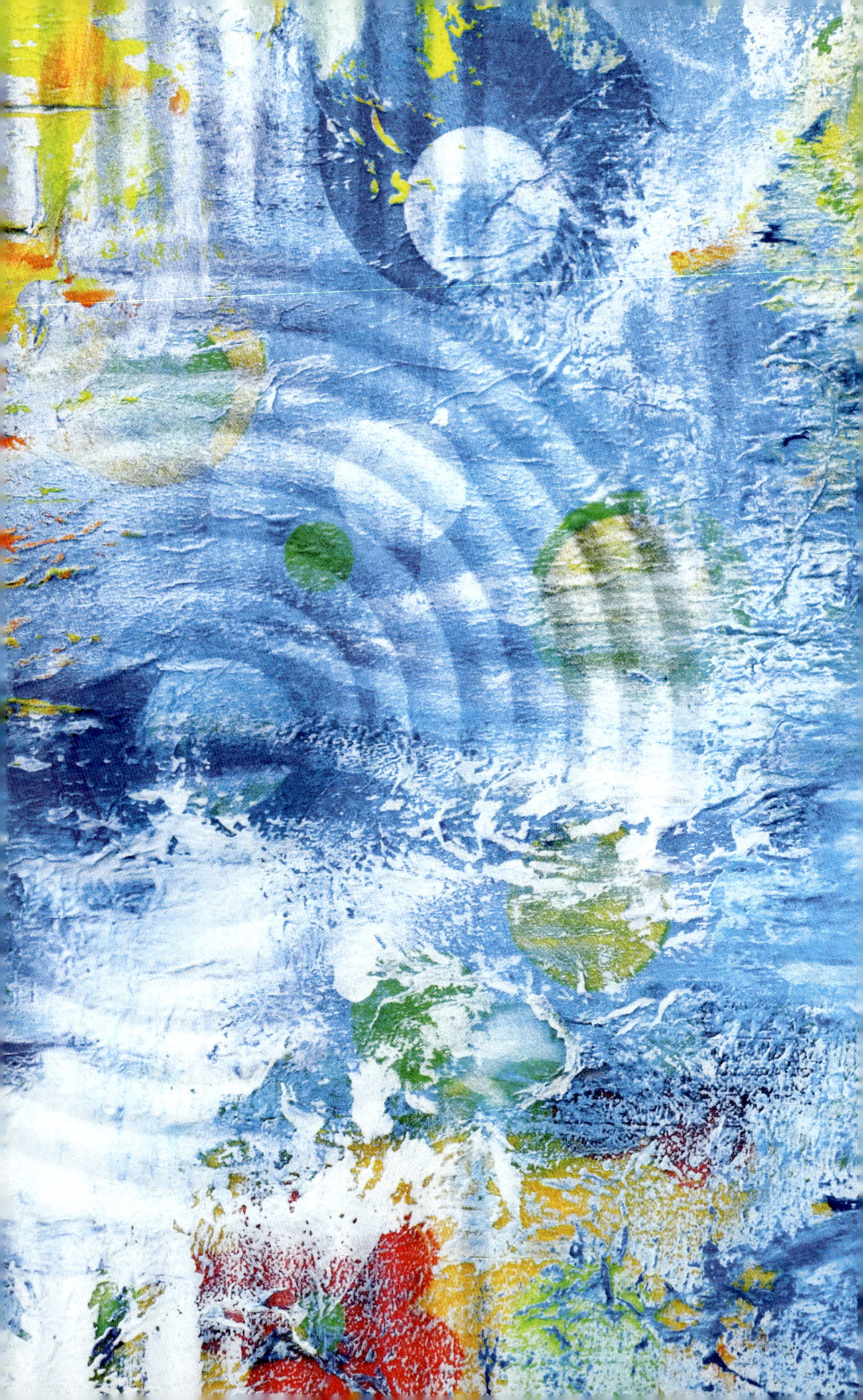

## *Die richtige Dosis macht's*

Vieles in unserem Alltag bleibt jahrein und jahraus gleich. Wir wissen, was für uns gut ist; wir wissen, was wir gerne tun; wir wissen, welche Menschen wir gerne um uns haben. Und doch kann es passieren, dass wir etwas oder jemanden, das, der oder die uns bis dahin gut getan hat, nur noch schlecht ertragen. Was ist passiert? Schlicht und einfach: Das Maß stimmt nicht mehr. Jedes Zuviel und jedes Zuwenig macht uns unzufrieden, stresst uns, langweilt uns oder macht uns ganz und gar unglücklich. Auch ich selbst merke, dass ich mich immer neu besinnen und ausrichten muss, wenn ich spüre, wie mich Menschen oder Situationen innerlich anstrengen und ich mir alle Mühe geben muss, um nicht ungerecht loszupoltern und zu verletzen ☹.

Begeben wir uns in nächster Zeit auf den Beobachtungsposten und verschaffen wir uns Überblick: Wo ist es zu eng, zu hektisch, zu stressig, zu drückend, zu monoton? Bringen wir wieder das richtige Maß in unsere Beziehungen, in unsere Verpflichtungen, in unser Arbeitspensum. Kleine Änderungen können wir sofort angehen, die größeren planen wir und besprechen sie mit den Beteiligten – und beziehen sie mit ein (für gute Vorschläge sind wir offen und damit ziehen wir fremde Hilfe förmlich an ☺ – ausprobieren!). Unsere Veränderungen sind nachhaltiger, wenn wir zusätzlich nach dem Warum fragen. Warum das Zuviel oder Zuwenig? Und wenn wir lange genug graben, kommen wir gewöhnlich auf einen der folgenden Gründe: Angst vor Liebesentzug oder vor dem Ungenügend-Sein, zu hoch oder zu niedrig gesteckte Erwartungen, Minderwertigkeits- und Schuldgefühle. Viele Menschen leiden heute nicht an Über-, sondern an Unterforderung, Langeweile und Leere, sie sollten vermehrt etwas wagen, das sie sich bis jetzt nicht zugetraut haben. Oft zeigt sich die Freude erst nach dem Beginn und freudige Überraschungen lauern hinter allen Ecken.

Das Erkennen einer Situation ist das eine, das entsprechende Handeln ist das andere – zusammen sind sie ein unschlagbares Paar – und der Erfolg ist gesichert.

## *Meditation*

Egal was wir uns vorstellen, es tendiert dazu, Wirklichkeit zu werden. Sie sehen sich also zufrieden und glücklich in Ihrer Familie, mit Freunden, am Arbeitsplatz, kurz: in Ihrem Alltag mit allem, was er Ihnen bringt und von Ihnen abverlangt. Sie sehen Begebenheiten aus Ihrem Alltag so, wie Sie diese gerne haben möchten. Sie sehen, wie Sie Herausforderungen freudig anpacken und erfolgreich erledigen. Sie sehen sich glücklich und zufrieden. Kosten Sie zum Schluss in der Stille diese schönen Gefühle noch eine Weile voll aus.

### *Mantra*

*Meine göttliche Mitte zeigt mir die richtige Dosis in allen Dingen.*

## *Mudra*

Die Hände vor dem Solarplexus halten, die Mittelfinger und Daumen aneinander legen und die anderen verschränken. Diese Mudra stärkt unsere Willen, erzeugt klare Gedanken, stärkt die körperliche Mitte wie auch die seelisch-geistige Balance.

## *Tipps für den Alltag*

✓ Jeder Tag wird neu geplant – Tätig-Sein und Entspannung halten sich die Balance.

✓ Sie suchen nach Lösungen, die Sie sofort umsetzen.

✓ Sie besprechen das Thema mit den Mitbetroffenen und sind offen für deren Anregungen.

Die Änderungen sollten für alle gleichermaßen gewinnbringend sein ☺.

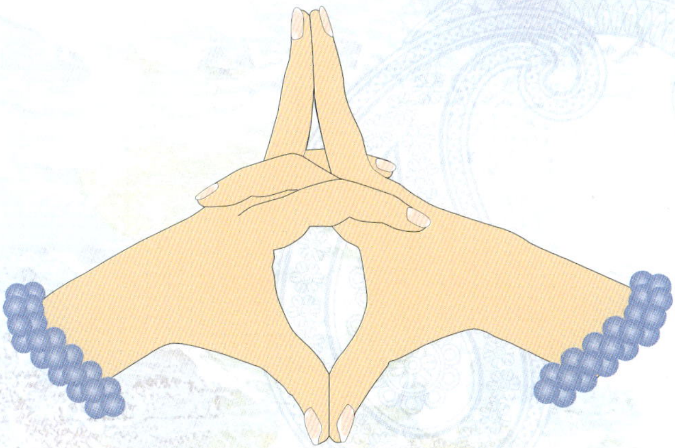

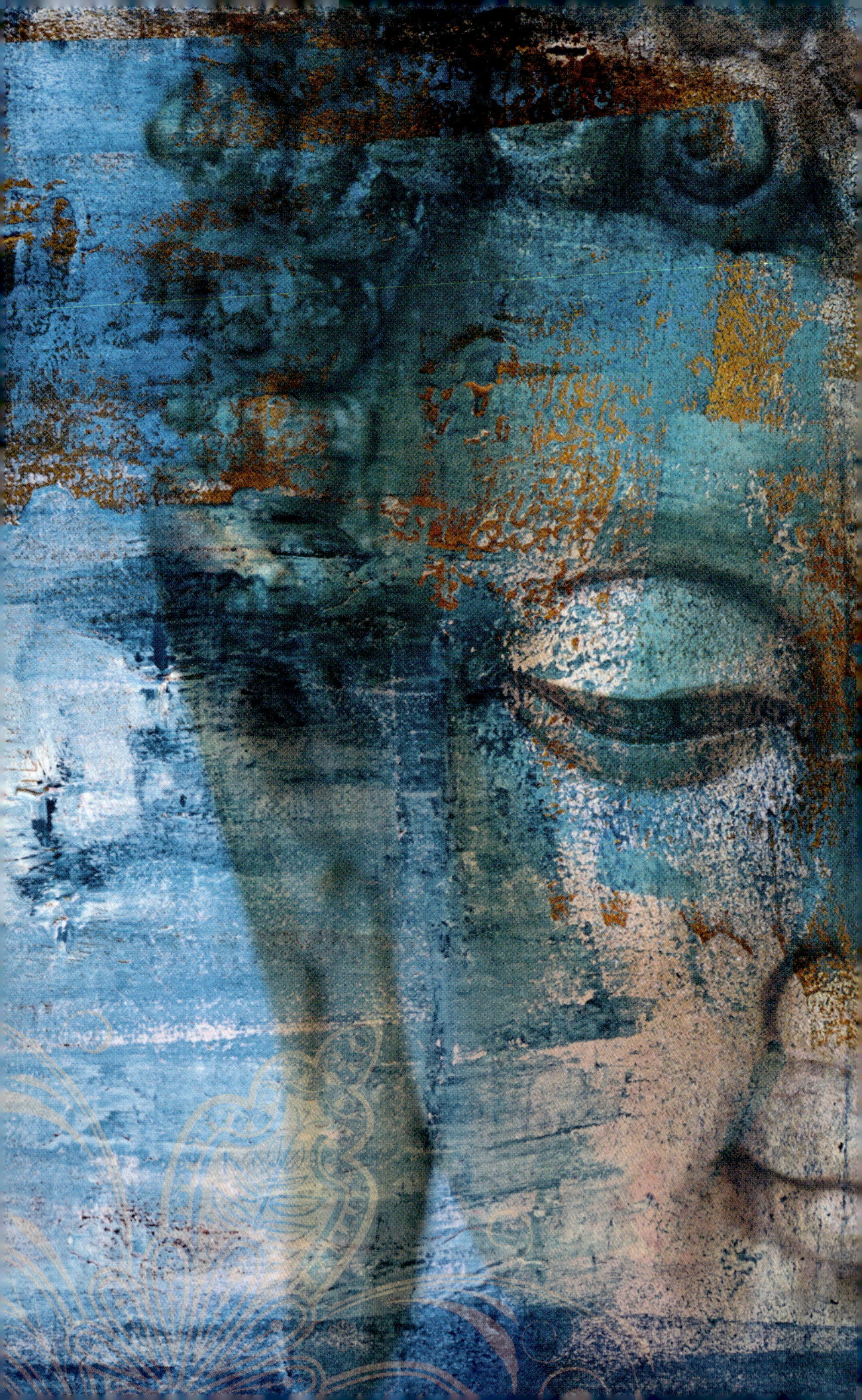

## *Unerschütterliche Zuversicht*

Wenn es um die »unerschütterliche Zuversicht« geht, müssen wir nicht bei null beginnen. Es gibt mehrere Bereiche in unserem Leben, da besitzen wir sie. Wahrscheinlich ist uns dies nicht einmal bewusst, weil dort alles rund läuft, keine Reibung spürbar und Änderung nicht nötig ist. In anderen Bereichen aber sind wir ängstlich oder fühlen wir uns hilflos. Es geht jetzt darum, auch da das Vertrauen ins Leben, in uns selbst und in Gott aufzubauen und einzubringen. Wie oft durfte ich selbst erleben, wie mir in Not von bekannten oder fremden Menschen geholfen wurde oder auch von einer Seite, die nicht fassbar ist – durch eine göttliche Fügung. Wunder sind geschehen – und alles hat sich zum Guten gewendet und ließ mich wieder von Neuem erfahren, wie wir Menschen doch wunderbar geborgen sind. Ich bin kein »besonderer« Mensch, wenn also mir geholfen wurde – so wurde auch sicher schon Ihnen geholfen. Oft passieren Wunder und wir merken es gar nicht – wir schreiben es dann einfach einem glücklichen Zufall zu. Wenn wir aber etwas näher hinschauen, merken wir, dass alles nach einem Plan geschieht – von einem, der uns durch das Leben begleitet und uns dem Göttlichen näher bringt. Die Weisen Indiens lehrten, dass wir nicht das Leid brauchen, um Gott näher zu kommen, sondern das unerschütterliche Vertrauen, dass wir alle Herausforderungen, die auf uns zukommen, mit Gottes Hilfe bewältigen können. So kann man sicher sein, dass es manchmal besser ist, wenn uns einmal etwas nicht gelungen ist. Ehrlicherweise müssen wir uns dies später oft, wenn die Zeit es zeigt, eingestehen.

Übergeben wir doch in den nächsten Tagen einfach all unsere Sorgen, sogar unsere eigene Hilflosigkeit und unsere Zweifel der göttlichen Macht und Kraft. Vertrauen wir einfach, dass sie es richtig richten wird. Wir sind selbstverständlich willig und bereit, das unsere beizutragen – unsere innere Führung soll uns aufzeigen, was das ist. Und wir wollen achtsam sein, um die Hinweise, die von außen oder auch von innen an uns heran getragen werden, zu erkennen.

## *Meditation*

Während der ersten vier bis acht Atemzüge zeigen die Finger nach unten und berühren mit den Spitzen den Boden. Sie verlangsamen und vertiefen dabei die Ausatmung und stellen sich vor, wie dunkler Nebel aus Ihren Fingern in die Erde strömt. Das sind Ihre Sorgen und Zweifel – bewusste und unbewusste. Danach formen Sie die Mudra (siehe unten). Sie sprechen nun mehrmals langsam und voller Hingabe das folgende Mantra.

### *Mantra*

*Die Liebe, die Güte und die Hilfe Gottes sind mir jederzeit und allerorts gewiss.*

## *Mudra*

Die Finger sind bei den mittleren Gliedern locker verschränkt und liegen auf dem Brustbein auf. Diese Mudra kommt aus dem Buddhismus, stärkt die Nerven und tut dem Herzen gut. Die Wärme der Hände strömt bewusst in den Brustbereich. Hier befinden sich zwei wichtige Punkte, die je nach Energiepegel Mut machen oder Angst auslösen. Mit dem Einströmen der Energie aus den Hand-Chakras wird der Energie-Level angehoben.

## *Tipps für den Alltag*

✓ Sie wagen etwas, das ein bisschen Mut braucht und üben dabei die unerschütterliche Zuversicht.

✓ Etwas, das Sie beschäftigt, schreiben Sie sorgfältig auf ein Blatt und übergeben es dem Göttlichen, indem Sie es an die Flamme eine Kerze halten und auf einer Schale verbrennen.

✓ Sie zelebrieren mit einer kleinen Feier oder einem Ritual Ihre Partnerschaft mit Gott.

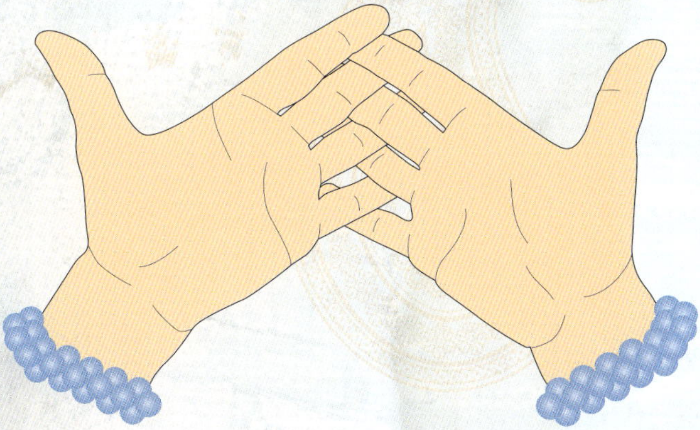

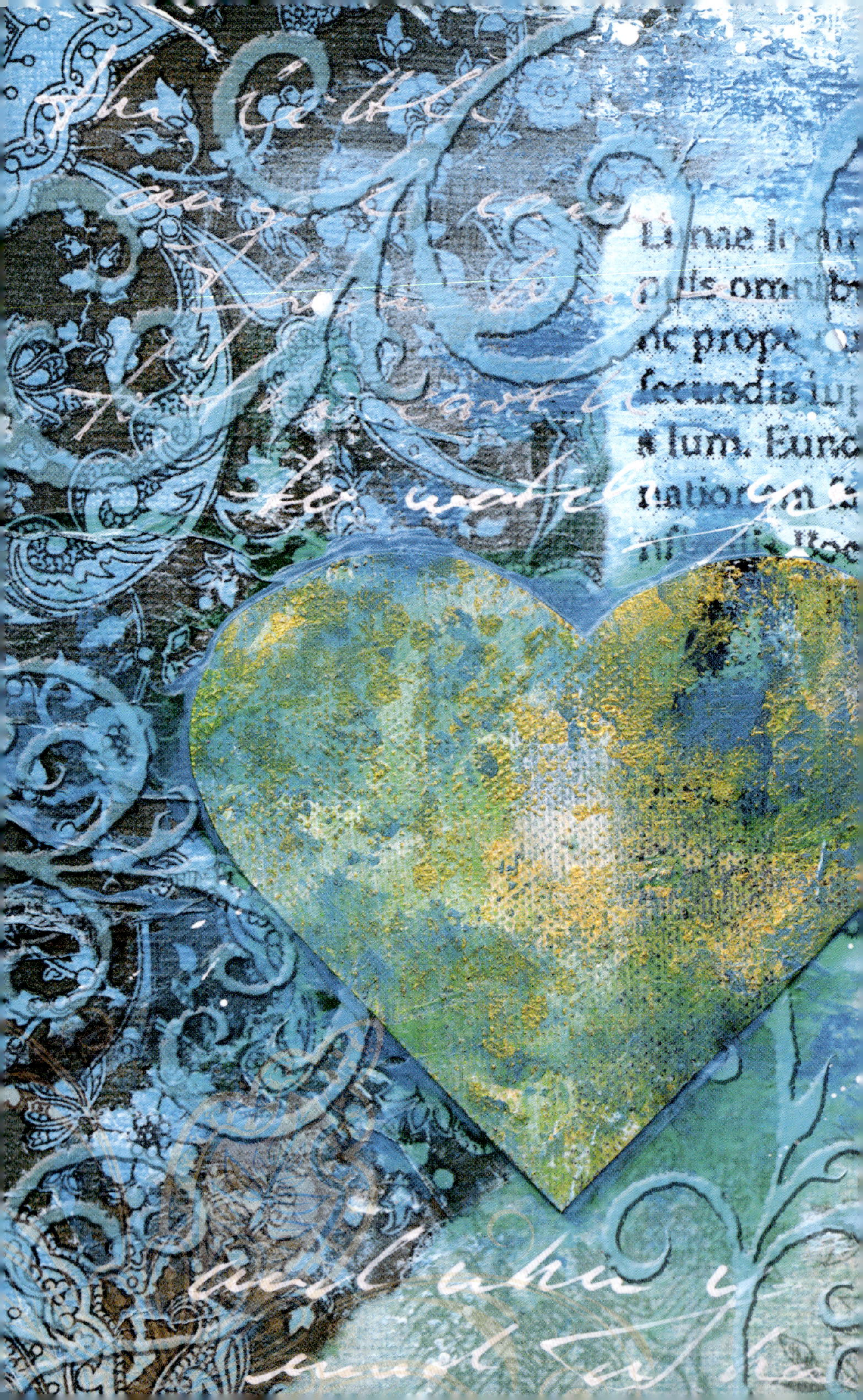

## *Wohlgesinnt sein*

Vor ein paar Tagen traf sich eine Gruppe mit mir bei Tee und Kuchen. Ich wusste, dass mir alle wohlgesinnt sind, und war dann doch über mich selbst überrascht, wie gut es tat, als dies durch Worte, Gesten und kleine Geschenke zum Ausdruck kam. Ich war zutiefst gerührt! Heute erzählte mir eine Freundin voller Freude, wie sie mit ihrem alten Vater ins Theater (mit Bistro-Betrieb) ging und beide nur noch als fünftes Rad an verschiedenen Tischen Platz ergattern konnten. Sie wurden von den Tischgenossen spontan zu einem Glas Wein eingeladen, sie an ihrem Tisch und ihr Vater am anderen – von wildfremden Menschen – einfach so.

Könnten wir unsere wohlgesinnte Haltung unserem Partner, unseren Kindern, unseren Eltern, unseren Freunden, unseren Nachbarn gegenüber ganz konkret in Worten und Gesten zum Ausdruck bringen? Jetzt ist die Zeit goldrichtig dazu! Haben wir Angst, dass wir belächelt, nicht ernst genommen oder danach sogar ausgenutzt werden? Oder meinen wir, die anderen wüssten sowieso, dass wir ihnen wohlgesinnt seien? Wir kennen unsere Lieben nicht ganz so gut, wie wir meinen – wir kennen ja nicht einmal uns selbst so gut. Meine große Freude und mein Gerührt-Sein, ausgelöst durch die herzliche, deutlich ausgedrückte Zuneigung dieser Gruppe, hätte ich nie erwartet – ich war über meine eigene Reaktion erstaunt! Albert Schweitzer sagte sinngemäß: Unsere Welt würde besser aussehen, wenn die Menschen es wagen würden, ihr wahres Herz zu zeigen. So wünsche ich Ihnen den Mut zum Ausdruck des Wohlgesinnt-Seins in all Ihren Begegnungen mit den Nächsten und viele freudige Überraschungen.

## *Meditation*

Die folgende Imagination wird Sie auf Wolke 7 katapultieren ☺! Sie stellen sich vor, an einem wunderschönen Ort zu sein, und spüren in Ihr Herz-Chakra – den Sitz der Liebe und Güte. Nun kommen Menschen auf Sie zu – bekannte und unbekannte – und setzen sich zu Ihnen. Sie überreichen Ihnen Geschenke und sagen Ihnen, was sie an Ihnen besonders schätzen. Sie überlegen sich nun, wie Sie selbst Ihre wohlgesinnte Haltung zum Ausdruck bringen könnten – und tun dies – mit Worten und entsprechenden Gesten. Danach bleiben Sie noch eine Weile in der Stille und lassen die guten Gefühle und Freude in sich nachwirken.

## *Mantra*

*Ich bin mir wohlgesinnt und zeige dies mir.*
*Ich bin dir wohlgesinnt und zeige es dir.*
*Ich bin den Menschen wohlgesinnt und zeige dies*
*durch meine Haltung, Worte und Gesten.*

## *Mudra*

Jeweils die Kuppen von Daumen, Ringfinger und kleinem Finger aneinander halten und die Hände locker auf den Oberschenkeln auflegen. Diese Mudra aktiviert einerseits die Herzenergie und damit Liebe, Mitgefühl und Wohlwollen (kleiner Finger) und andererseits fördert sie die Gabe zur Kommunikation für ein friedvolles Miteinander (Ringfinger). Weiter stärkt sie die untersten Chakras und diese bergen Selbstvertrauen und Urvertrauen.

## *Tipps für den Alltag*

✓ Organisieren Sie ein Fest der Freundschaft.

✓ Ganz nach alter Vätersitte können Sie einen Brief schreiben und ein schönes Bild oder einen Spruch beilegen.

✓ Sie senden den Freunden eine E-Mail, die Sie besonders schön gestalten – beispielsweise Fotos oder Musik beilegen.

✓ Sie bringen der Nachbarin ein Dessert.

✓ Laden Sie Kinder zu einer Märchenstunde mit Vesperbrot ein.

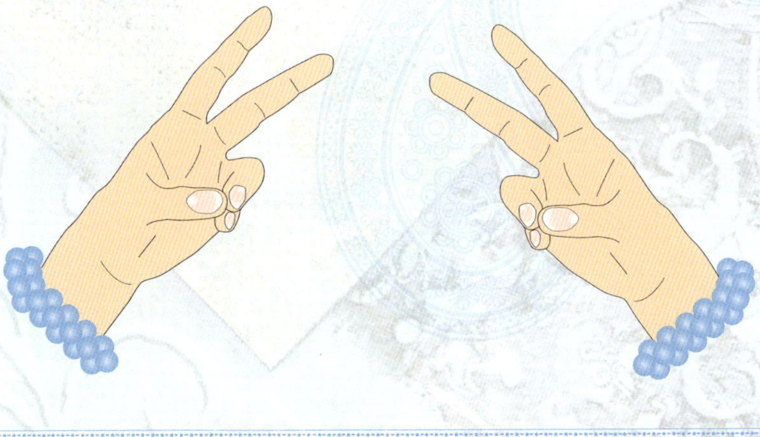

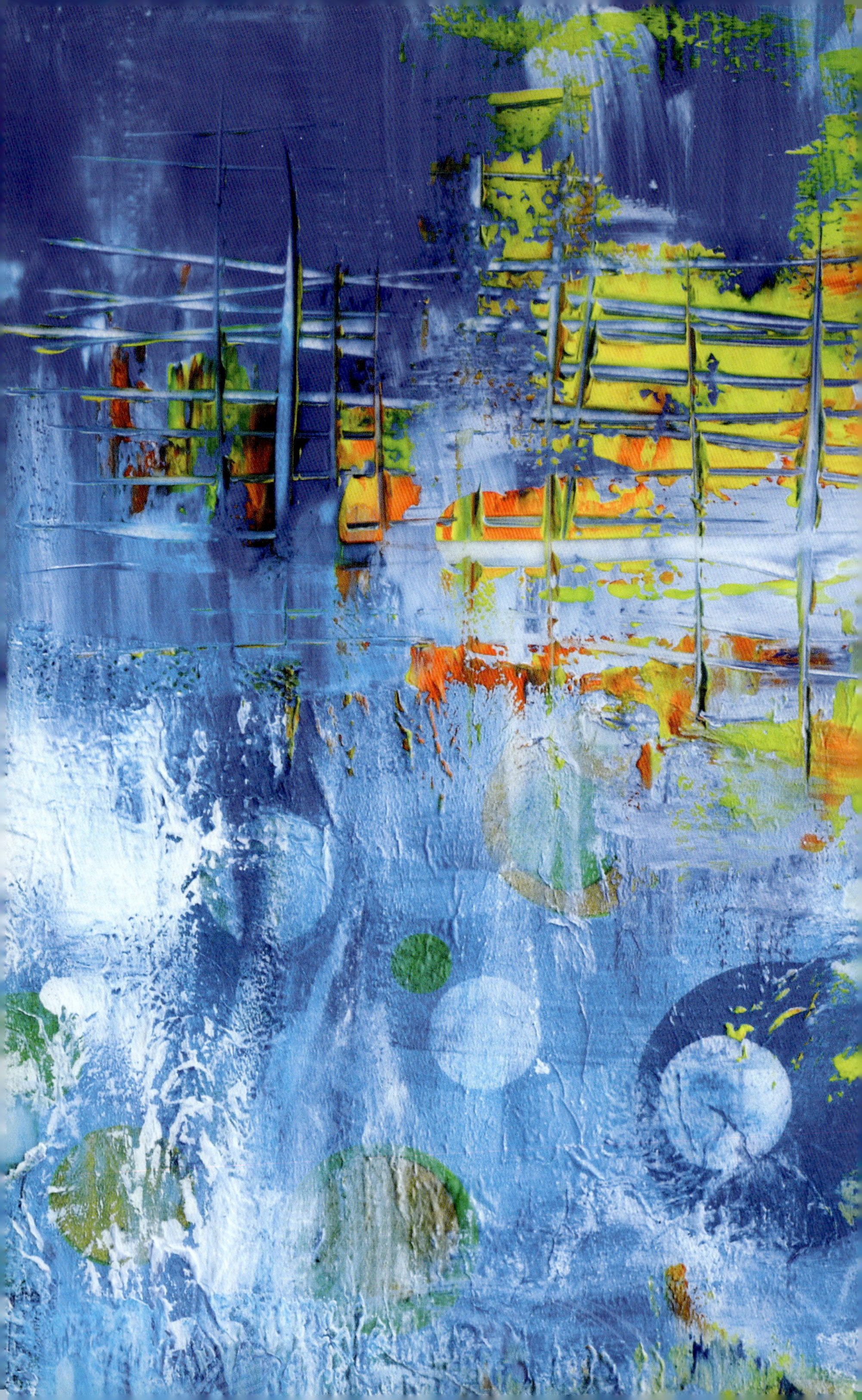

## *Optimist oder Pessimist*

Es gibt nicht die eine »Welt«, sondern es gibt die vielen »Welten«, die jeder Mensch für sich selbst durch seine »Sicht« der Dinge, durch seine Denk- und Gefühlsmuster erschafft. Jeder beurteilt die Welt so, wie er gepolt ist. Der Pessimist, mit seinem Fokus auf negative Ereignisse und Erfahrungen, wird die Welt anders beurteilen als der Optimist, der immer das Beste erwartet und wenn nötig das Beste aus einer negativen Situation macht. Auf leisen Sohlen können sich auch bei uns durch belastende und bedrückende Ereignisse und Erfahrungen entsprechend negative Denk- und Gefühlsmuster einschleichen. Unser Leben wird dadurch schwer und bedrückend und leider können wir dies bei der älteren Generation nur zu oft erleben. So muss und so soll es uns nicht ergehen. Ich glaube nicht, dass Pessimismus von Grund auf ein hoffnungsloser Zustand ist, und ich weiß aus eigener Erfahrung, dass man dies durchaus ändern kann. Prüfen Sie sich, indem Sie immer wieder kurz innehalten und sich Ihrer Gedanken bewusst werden. Wenn Sie sich bei pessimistischen Gedanken ertappen, dann polen Sie diese um ins Positive. Das ist gar nicht so schwer und macht Spaß. Wir setzen nicht die rosarote Brille auf, sondern suchen immer die bestmögliche Lösung, ein Resultat das durchaus realistisch ist. Das Erfreuliche an dieser Methode ist, dass wir durch unsere Vorstellung dem Positiven die Chance geben, sich zu verwirklichen.

Hirnforscher haben herausgefunden, dass unsere Denkweise das Gehirn mitgestaltet beziehungsweise sich jede Denkgewohnheit im Gehirn einbrennt. Wenn wir nun bewusst positiv denken, verändern wir damit unsere Gehirnstruktur – und wir kreieren damit neue Gewohnheiten. Also – auf was warten wir noch – das positive und konstruktive Denken soll unser Leben wieder neu bestimmen – denk positiv! – und Übung macht den Meister.

## *Meditation*

Nehmen Sie sich einen Bereich vor, in dem Sie pessimistisch denken: Vorerst bringen Sie mit der folgenden Atemtechnik Ruhe in Ihre Gedanken. Bewusst einatmen – Atem anhalten und *OM* denken – langsam und tief ausatmen. Mehrmals wiederholen – bis Sie eine angenehme Ruhe überkommt. Nun überlegen Sie, warum Sie in diesem einen Bereich pessimistisch eingestellt sind – sicher werden »vernünftige« Argumente aufkommen. Lassen Sie diese so stehen – und doch – allen zum Trotz – kreieren Sie nun optimistische Gedanken und Bilder – Sie schwelgen mit allen Sinnen in diesen schönen Gedanken und lassen auch diese wieder so stehen – ohne Wenn und Aber. Wiederholen Sie diese Meditation jeden Tag – Sie werden sehen, wie Ihnen die neuen Bilder vertraut werden und sich Ihre Denkweise verändert.

## Mantra

*Dieses eine Wahre und Gute siegt!*
*(indisches Mantra aus dem Sanskrit)*

## Mudra

Die Hände liegen locker auf den Oberschenkeln und die Daumen liegen auf den Nägeln der Ringfinger auf. Pessimismus ist immer auch eine getarnte Furcht vor der Zukunft und dies schadet der Leber. Diese Mudra stärkt die Leber – die es liebt, wenn man Neues wagt, fröhlich ist und in der Vorfreude schwelgt.

## Tipps für den Alltag

✓ Gehen Sie möglichst spielerisch an das Thema heran: Belohnen Sie sich dafür, wenn Sie sich tagsüber bei pessimistischen Gedanken erwischen (Vorsicht ist immer gut) – und schieben Sie gleich eine ansehnliche Portion optimistische Gedanken und Bilder nach.

✓ Wagen Sie Neues – aber nicht blauäugig, sondern vernünftig und optimistisch.

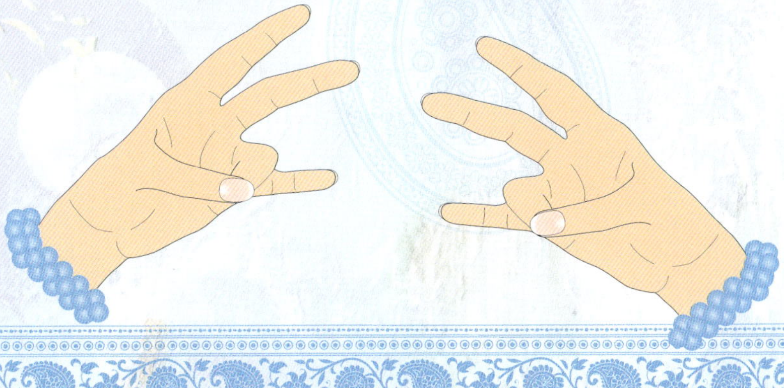

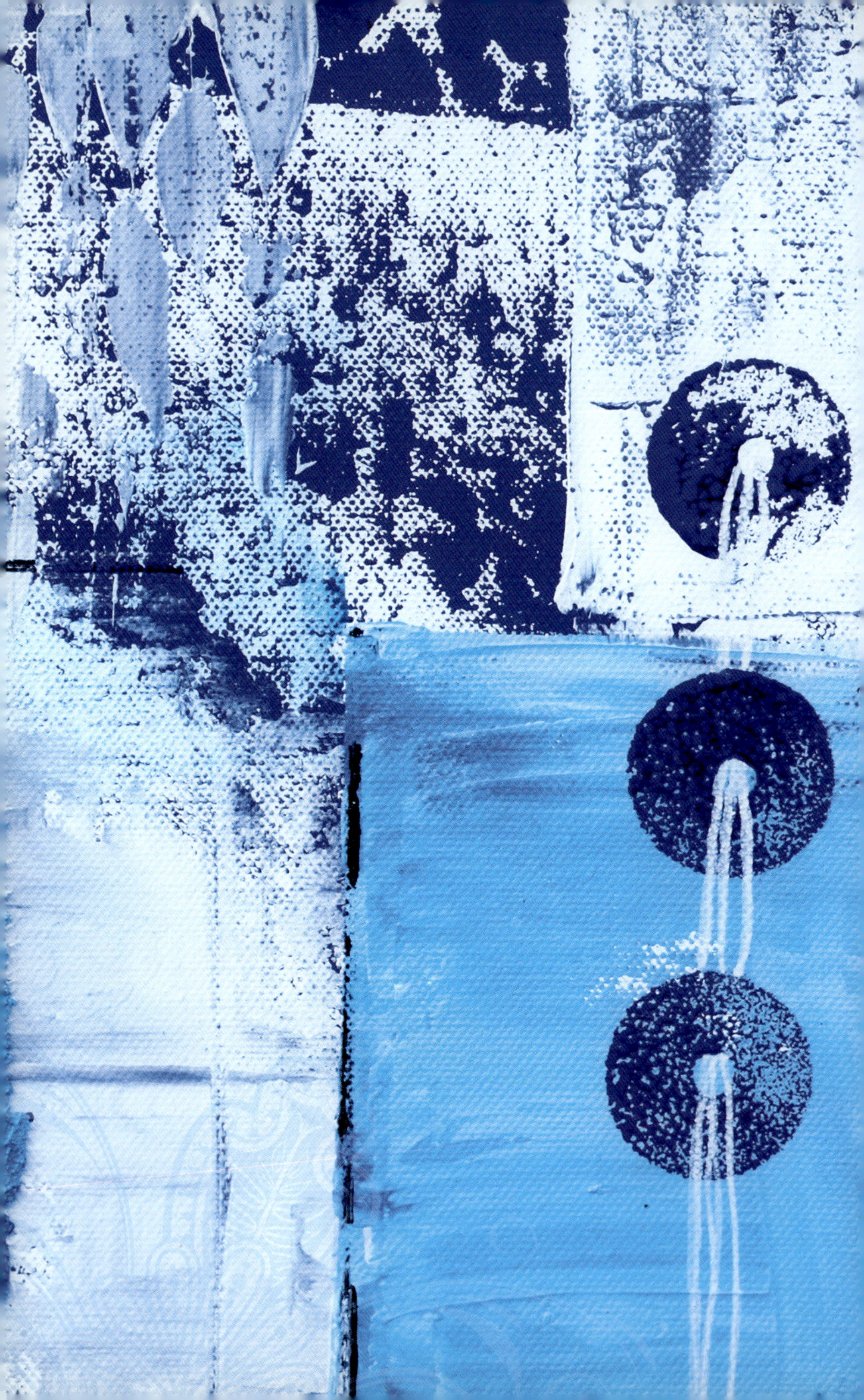

# *Der perfekte Moment*

*Warte nicht auf den perfekten Moment,*
*packe den Moment und mache ihn perfekt.*
*(Quelle unbekannt)*

Diesen Ratschlag sollten wir uns zu eigen machen. Das Wort »perfekt« kommt aus dem lateinischen *perficio,* was »zustande bringen, durchsetzen« oder auch »bewirken« bedeutet, und ist dann in die »vollendete Gegenwart« gesetzt. Der Spruch bringt es also auf den Punkt. Es geht um Aktion, um aktives Zupacken und Gestalten, und hinterher sehen wir dann deutlich, das war »vollendet«. Perfekte Momente können sich zwar spontan einstellen, aber eigentlich sollten wir aktiv zupacken und gestalten. Wir können bewusst nach solchen Momenten Ausschau halten und planen und tun. Sogar die widrigsten Situationen können perfekte Momente bergen, wenn wir uns bewusst darauf einstellen.

Eine Ärztin erzählte mir: Sie besuchte im Krankenhaus eine Patientin, die an das Nierendialyse-Gerät angeschlossen war. Diese begrüßte sie mit einem glücklichen Lächeln und sagte: »Ich bin ja so glücklich, dank dieser wunderbaren Maschine darf ich heute meinen 80. Geburtstag feiern.« Sie ist alt und krank und glücklich. Ein perfekter Moment – in diesem Fall nicht nur für das Geburtstagskind. Unsere innere Haltung bestimmt unser Leben und die Qualität unseres Alltags. Diese alte

Dame konnte auch in ihrer derzeitigen Bewegungseinschränkung noch aktiv ihren perfekten Moment gestalten. Statt sie zu übersehen, können wir für die kleinen Freuden dankbar sein und sie bewusst erleben und genießen.

Führen wir doch eine neue wunderschöne Gewohnheit ein: Wir schaffen jederzeit und allerorts unsere perfekten Momente.

## *Meditation*

Sie setzen Ihr sonnigstes Lächeln auf ☺ und kreieren nun in Ihrer Vorstellung einen glücklichen Moment. In Ihren Gedanken sehen Sie ein Baby, das Sie mit kleinen Tricks zum Lachen bringen – es lacht und lacht und lacht. Ihre Lieben gesellen sich dazu und alle freuen sich mit Ihnen und rundum herrscht Freude, Zuneigung und Zärtlichkeit. Sie sind umgeben von Menschen, die in diesem kostbaren Moment einfach glücklich sind. Lassen Sie sich selbst nun von diesem Glücksgefühl ganz erfüllen – das Baby schließt glücklich die müden Äugelein, Sie legen es in die Wiege und Sie wenden sich einer Tätigkeit oder einem Bild (Urlaubsstimmung) oder einem Ereignis mit Menschen zu, das Ihren Glücksmoment noch etwas mehr in die Länge zieht. Die Meditation beenden Sie mit einem Dankeschön an das Göttliche, das Ihnen diesen Moment schenkte.

### *Mantra*

*Tief in meinem Innersten wohnt die Glückseligkeit.*

## *Mudra*

Vorerst die Hände kräftig reiben und klatschen. Danach die Hände auf die Oberschenkel legen und die beiden Mittelfinger- und Ringfinger- und kleine Fingerkuppen aneinander legen. Diese einfache Geste entspannt und lässt den Atem tiefer werden. Zudem bringt sie Gleichmut, Gelassenheit, Harmonie und innere Ruhe.

## *Tipps für den Alltag*

✓ Sie schaffen jeden Tag bewusst einen glücklichen Moment.

✓ Sie treffen sich mit einem/r Freund/Freundin, mit dem/der Sie gerne lachen und tiefsinnige Gespräche führen.

✓ Sie reservieren sich einen Abend für Ihr geliebtes Hobby.

✓ Sie kochen sich Ihr Lieblingsgericht und gönnen sich einen ganz besonderen Drink dazu.

✓ Sie schenken sich selbst einen Blumenstrauß.

✓ Sie schenken jemandem einen glücklichen Moment.

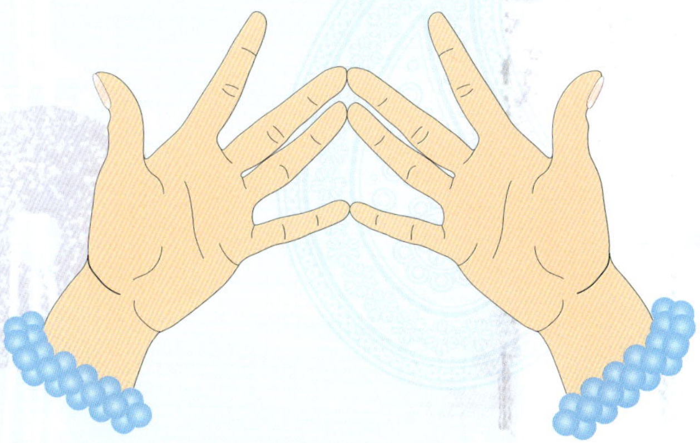

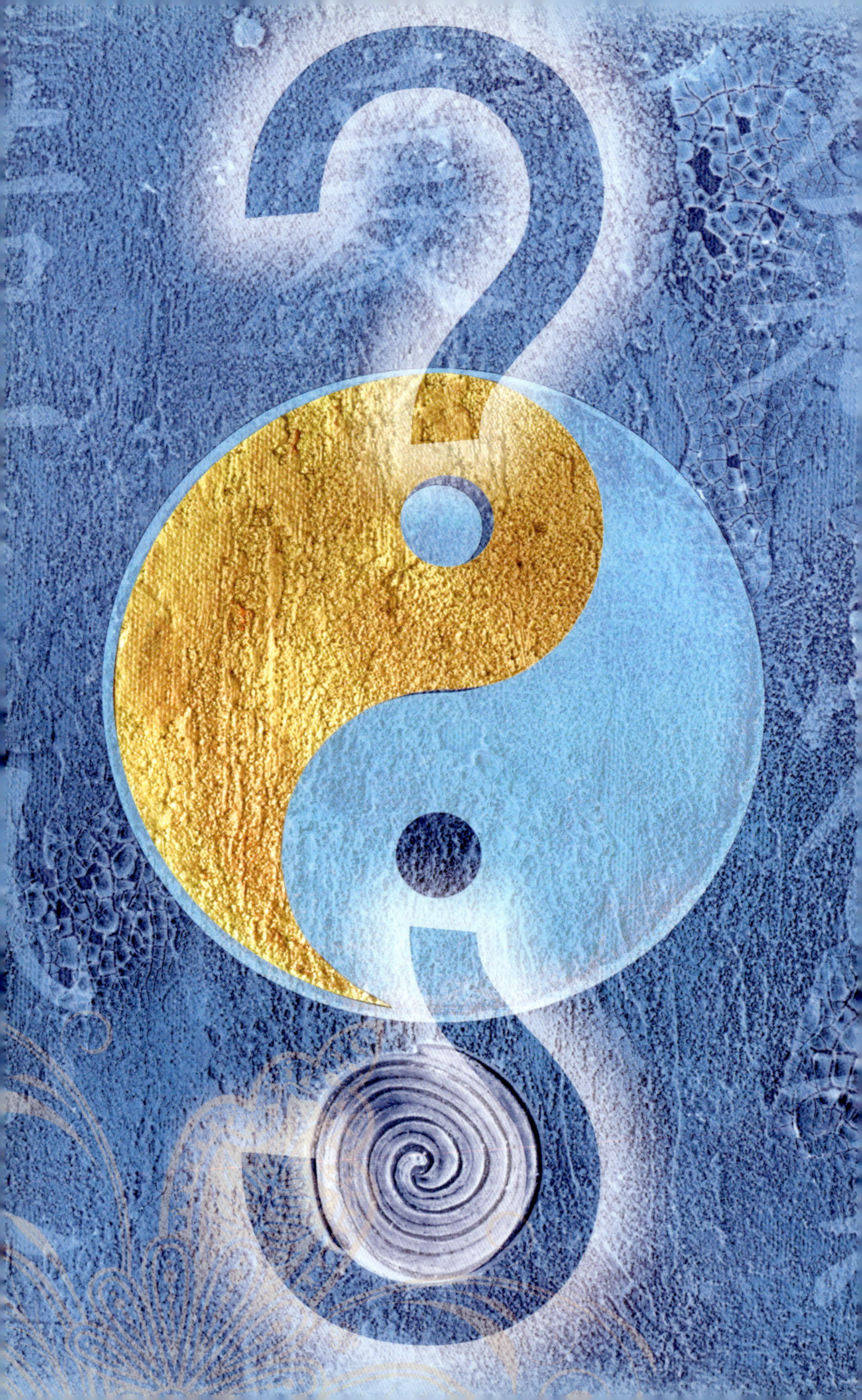

# *Frag nach!*

Letzthin gab es in meiner Familie einen kleinen Disput, der nicht nötig gewesen wäre, hätte man bei dem aufgetretenen Missverständnis nochmals nachgefragt. Und abends las ich von einer erfolgreichen Schauspielerin, die gefragt wurde, wie sie zu ihren auf sie zugeschnittenen Rollen gekommen sei. Sie antwortete: »Zur rechten Zeit und am rechten Ort fragte ich danach und ich habe die Rollen erhalten. Ich frage immer nach dem, was ich will – so einfach ist das.« Als ich dies las, erinnerte ich mich an meine Schulzeit in einem kleinen Dorf, wo das Fragenstellen verpönt war. Man galt als dumm, lästig und aufdringlich, wenn man es doch wagte. Man gab sozusagen sein Unwissen preis und wurde verletzlich. Anders sah es offenbar mein Onkel, der in der Stadt wohnte und ein bekannter Pädagoge war. Ich hörte als Kind einmal staunend und fasziniert zu, wie er seinen Sohn für die Fragen, die er stellte, lobte. Auch mich ermunterte er dazu; und ich weiß heute, dass ich die Bücher über Yoga, Mudras und Mantras nur verfassen konnte, weil ich es wagte, den indischen Meistern Fragen zu stellen.

Hier ein weiterer Aspekt, warum wir vermehrt Fragen stellen sollten: Wie oft meinen wir, wir könnten die Gedanken der anderen lesen, wir wüssten, was sie wirklich wollen, ob sie etwas gehört und verstanden haben. – Und dann wundern wir uns, wenn Missverständnisse aufkommen. – Die meisten komplizierten und unangenehmen Situationen könnten mit einfachen Fragen geklärt werden, das haben inzwischen auch Verhaltensforscher herausgefunden.

Es lohnt sich, unsere eigene Fragekultur einmal gründlich zu hinterfragen – und gegebenenfalls zu verbessern.

## *Meditation*

Sie nehmen eine Situation, die Ihnen etwas Mühe bereitet und die der Klärung bedarf: Sie stellen dazu die Fragen vor der Meditation – begeben sich in die Stille, indem Sie den Atem beobachten – beziehungsweise geistig leer werden. Sie warten auf Impulse zur Lösung des Problems, die aus Ihrem Innersten aufsteigen. Interessant wird es, wenn Sie die Fragen jeden Tag etwas anders formulieren. Warten Sie es ab und Sie werden staunen, was ans Licht kommt.

## *Mantra*

*In meinem Innersten wohnen Wissen und Weisheit, die mir helfen, mein Leben zu meistern.*

## *Mudra*

Die rechte Hand auf Brusthöhe halten, die Innenfläche nach außen gedreht und Zeigefinger und Daumen aneinander gehalten. Die linke Hand liegt im Schoß, Handinnenfläche nach oben gedreht und zur Schale geformt. Dies ist die Geste des Wissens und der inneren Weisheit. Die zur Schale geformte Hand weist darauf hin, dass wir alles Wissen in uns haben. Sie aktiviert unseren Scharfsinn und unsere Klugheit.

### *Tipps für den Alltag*

Stellen Sie sich folgende Fragen und notieren Sie die Antworten.

✓ Welche Freunde sind für mich gut und welche Freundschaften lockere oder löse ich besser auf?

✓ Für welche Verpflichtungen bin ich einzig alleine zuständig – welche kann ich delegieren?

✓ Ist die jetzige Tagesstruktur für mich optimal?

✓ Muss dies oder jenes so sein oder könnte ich es einfacher haben? Wie?

✓ Wovon habe ich eindeutig zu viel?

✓ Wovon habe ich eindeutig zu wenig?

✓ Wo könnte ich eine klitzekleine Änderung vornehmen, die mir riesengroße Freude bringt ☺?

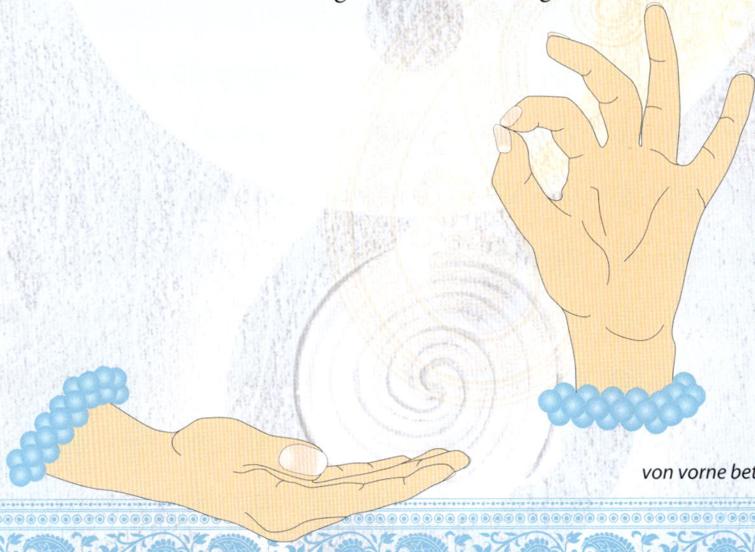

*von vorne betrachtet*

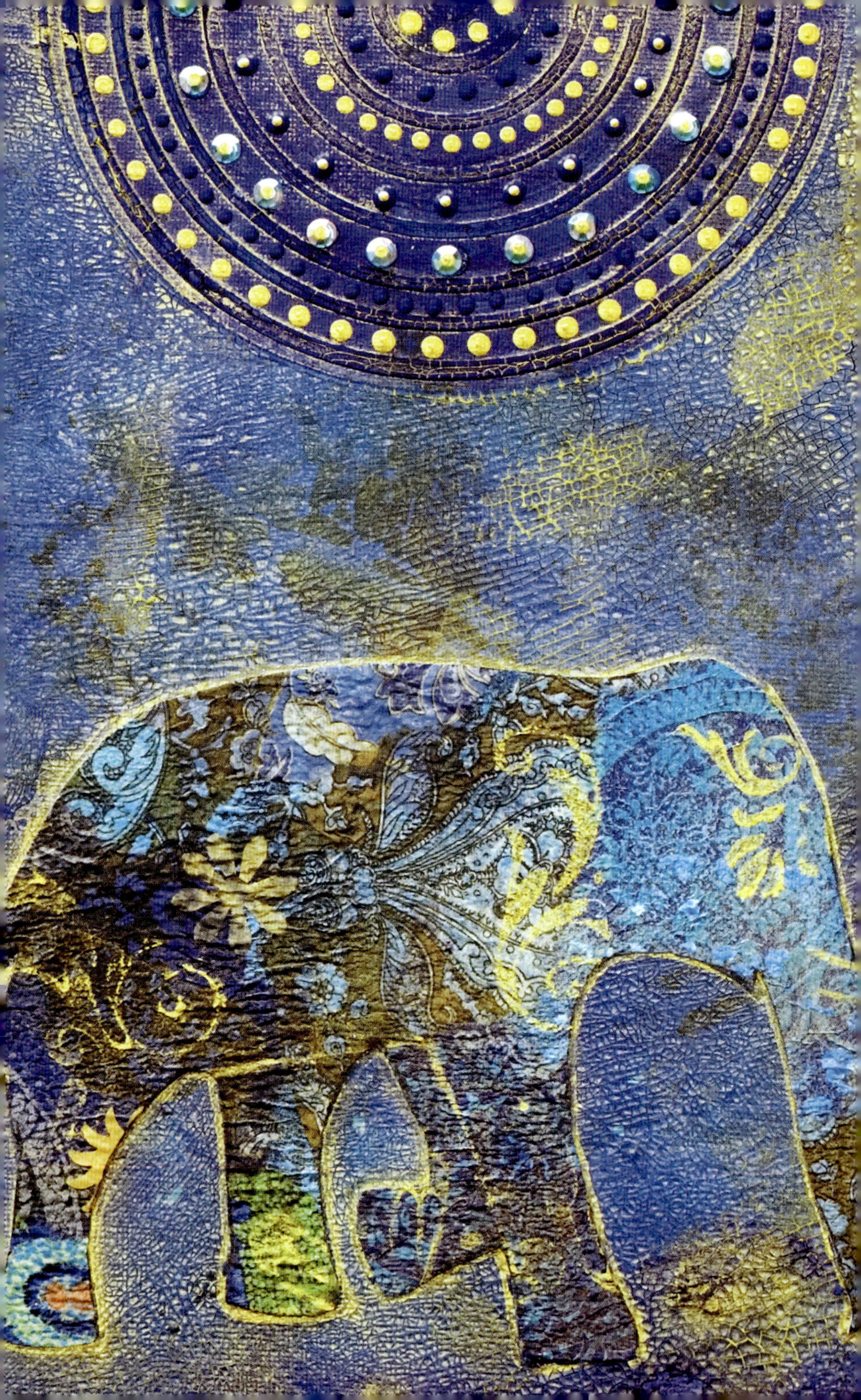

# *Nimm es leicht!*

Sie gehören zum Leben – die kleinen Widrigkeiten und Ärgernisse des Alltags und wir haben die Wahl, ob wir uns damit das Leben schwer machen, ob wir sie sogar aufbauschen oder ob wir mit einer guten Portion Gelassenheit, Humor und Leichtigkeit damit umgehen. Wenn wir uns genau beobachten, dann merken wir, dass wir immer etwa gleich reagieren – und Forscher haben herausgefunden, dass dies zum großen Teil reine Gewohnheit ist. Wir selbst oder ein Familienmitglied benimmt sich ungeschickt, die Suppe ist versalzen, wir lassen etwas fallen, verlegen die Schlüssel, verpassen den Zug – die Liste der verschiedenen Unannehmlichkeiten ist endlos. Und doch reagieren wir immer etwa gleich – doch ich denke, wie wir damit umgehen – darin steckt bei uns allen ein enormes Potenzial zur Verbesserung. Es sind immer wieder diese kleinen Missgeschicke, die uns das Leben sauer machen – aber nur, wenn wir es zulassen. So könnten wir jetzt endlich herausfinden, wie wir gewohnheitsmäßig auf die Unpässlichkeiten des Alltags reagieren und dann aktiv neue Verhaltensstrategien entwickeln.

Auch unsere Gedanken können uns das Leben schwer machen: Viele schwelgen in unschönen Erinnerungen und zermürben sich mit Schuldgefühlen (hätte ich doch!), andere frönen dem Groll und den Sorgen; und wieder andere denken dauernd daran, was in den kommenden Tagen, Wochen oder gar Monaten getan werden muss, und vergeuden damit unnötig

Energie. Kommt Ihnen das eine oder andere auch bekannt vor ☹ ☺? Laut Forschung sind all diese negativen Gedanken wahre Energieabzocker. Wir können dem entgegenwirken, wenn wir uns einerseits auf die Gegenwart konzentrieren und andererseits, dem, was direkt vor uns liegt, mit Leichtigkeit und Humor begegnen. Das braucht hin und wieder etwas Überwindung und unsere innere Drama-Queen räumt nicht sofort das Feld, aber wir sind entschlossen, unsere Gedanken zu zügeln – und öffnen der Leichtigkeit des Lebens Tür und Tor.

## *Meditation*

Sie legen Handrücken an Handrücken mit gestreckten Armen vor den Körper, atmen tief ein und heben die Arme bis auf Stirnhöhe. Nun breiten Sie die Arme weit nach oben aus – als wollten Sie sich ganz dem Licht und der Wärme der Sonne öffnen. Sie bleiben einige Atemzüge lang in dieser Position, sprechen oder denken das Mantra und senken danach die Arme wieder. Mehrmals wiederholen. Danach formen Sie die Mudra und bleiben noch einige Momente in der Stille, kreieren im Geiste wunderschöne Wolkenbilder und sehen wie die Vögel (Symbole von Freiheit und Leichtigkeit) am Himmel kreisen.

### *Mantra*

*Die Leichtigkeit des Seins erfüllt mich ganz und gar.*

## *Mudra*

Bei beiden Händen liegen die Daumen auf der kleinen Einbuchtung an den Wurzeln der Ringfinger; die Ringfinger sind über die Daumen gebeugt. Dies ist die sogenannten Nieren-Mudra, weil damit die Nierenenergie aktiviert wird. Da, wo der Daumen aufliegt, ist die Reflexzone der Melancholie, der seelischen Schwere und Dunkelheit. Durch den Daumen strömt Energie in diesen Bereich, weckt die Sonne in uns und lässt uns vermehrt Wärme, Licht und Leichtigkeit empfinden.

## *Tipps für den Alltag*

✓ Genießen Sie beschwingte Musik.

✓ Umgeben oder beschäftigen Sie sich mit fröhlichen Farben.

✓ Bereiten Sie ein leckeres Curry-Gericht zu.

✓ Essen Sie Zitrusfrüchte.

✓ Pflegen Sie die Geselligkeit – lachen Sie zusammen und haben Sie Spaß.

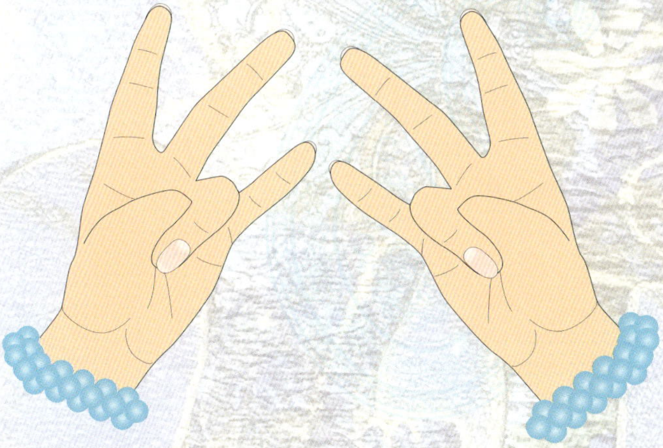

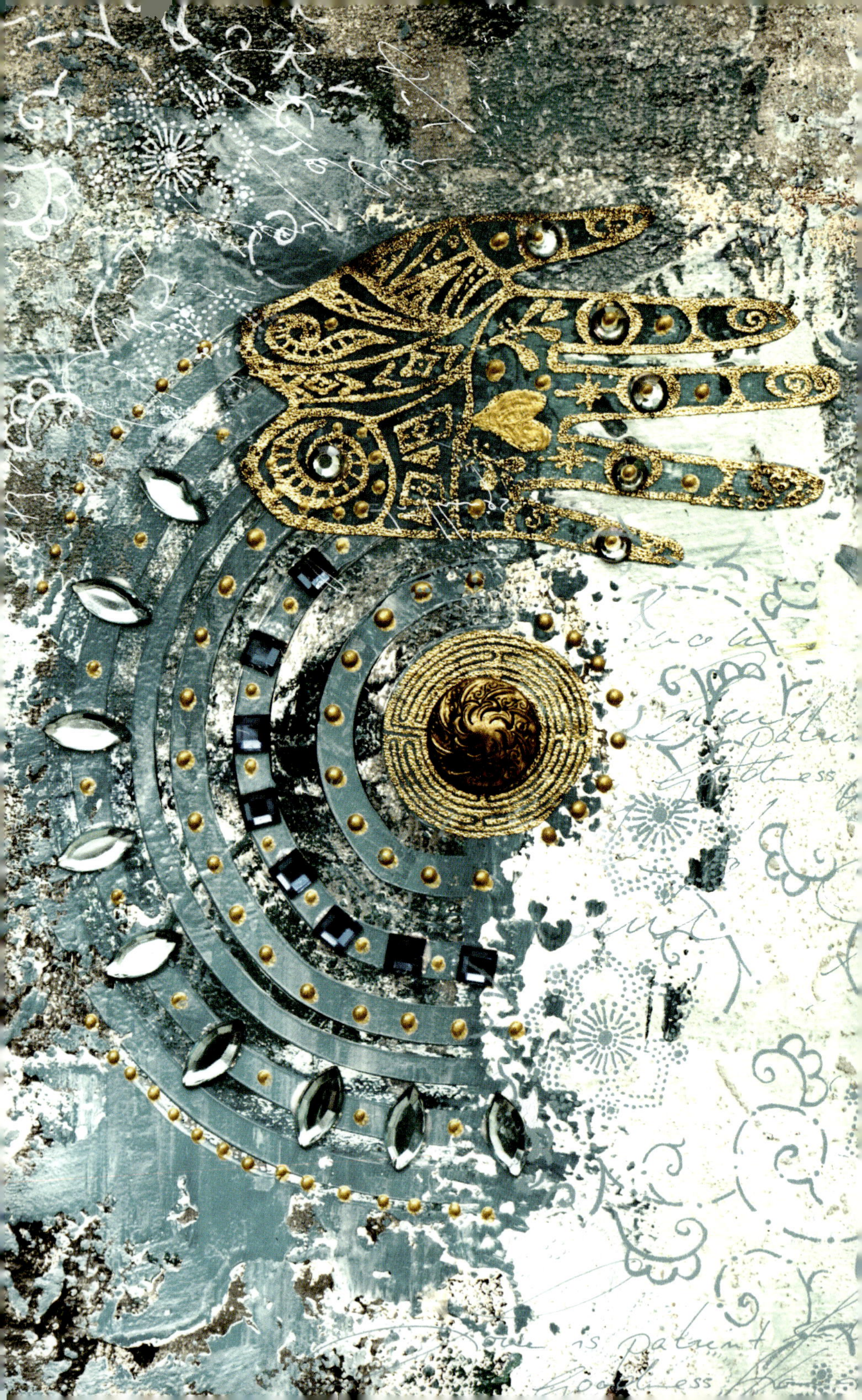

## *Schweigen ist Gold*

Seit den 70er-Jahren wird uns eingetrichtert, unerfreuliche Situationen oder Konflikte sollten ausdiskutiert werden – nur so könne eine befriedigende Lösung gefunden werden. Neue wissenschaftliche Erkenntnisse zeigen aber, dass diskutieren sowohl bei der Arbeit wie auch in der Liebe selten viel bringt (wer hätte das gedacht!). Auch Beziehungsgespräche sollte man sich möglichst sparen. Christian Thiel (Journalist bei der Neuen Zürcher Zeitung) bezeichnet sie als »schöngeredetes Nörgeln, mit dem die Frauen die Männer nerven« ☹ ☺.

Matthias Schranner (spezialisiert auf Gespräche mit Geiselnehmern) empfiehlt: »Wer vorerst schweigt, kann immer noch reden. Wer dagegen redet, kann darüber nicht mehr schweigen.« Es zeigt, dass das Schweigen seinen Platz zurückerobert. Schon seit Längerem entscheide ich mich oft für das Schweigen – beispielsweise wenn ich anderer Ansicht bin, wenn ich etwas anders anpacken würde, wenn ich eine Reklamation anbringen oder Rüge erteilen müsste – und fahre gut damit. Weil wir Angst haben und meinen, dass eine unangenehme Situation durch unser Schweigen immer schlimmer wird oder dass wir vereinnahmt oder nicht ernst genommen werden, greifen wir zur hochgepriesenen Diskussion und merken im Nachhinein, dass dies der Situation oft eher geschadet als genutzt hat. Statt endlos und fruchtlos zu diskutieren, können wir Lösungen finden, indem wir vorerst unser eigenes Verhalten entsprechend verändern oder die Zeit verstreichen lassen, die vieles verblassen lässt.

Es geht mir nicht darum, dass Sie Ihre Beziehungen zu Partner, Familie und Arbeitskollegen total umkrempeln, – aber es lohnt sich, das Maß von Schweigen und Reden neu zu überdenken und damit wirklich interessante Erfahrungen zu sammeln. Es ist spannend, wenn man in einer Situation einfach mal schweigt, wo die anderen eine heiße Diskussion erwarten und sich schon dafür wappnen – und dann kommt nichts. Dies verunsichert die Beteiligten im positiven Sinn, etwas Unerwartetes trifft ein und das regt oft zum Neu-Überdenken an. Spielen Sie in nächster Zeit ein bisschen mit dieser Möglichkeit und lassen Sie sich überraschen.

## *Meditation*

Das Schweigen führt in die Tiefe des Herzens – bringt Ruhe, Gleichmut, Stille im Geiste und inneren Frieden. Wenn wir die Stille zulassen, zeigen sich in der Meditation, oft neue Lösungen für Probleme, die bei uns anstehen. Sie atmen bewusst, langsam und tief. Sie richten dabei Ihre Achtsamkeit während der Einatmung von der Nase bis tief in den Bauch und während der Ausatmung vom Bauch zur Nase – und begeben sich dabei immer tiefer in die Stille.

## *Mantra*

*In der Stille offenbart sich die Weisheit Gottes.*

## *Mudra*

Hände vor die Brust halten, die rechte Handinnenfläche zeigt nach außen und ist etwas höher gehalten, die linke zeigt nach innen. Bei der linken Hand liegen Daumen und Zeigefinger aneinander und bei der rechten ebenso – zusätzlich der Mittelfinger der linken Hand. Diese Mudra wirkt beruhigend und schenkt Gelassenheit, Gleichmut und inneren Frieden.

## *Tipps für den Alltag*

✓ Auch im Alltag bringen uns Momente der Ruhe, bevor wir sprechen oder eine Aufgabe anpacken, vermehrt Besonnenheit und Klarheit. Wenn wir uns darauf einlassen, finden wir immer Augenblicke, in denen wir einige wenige Atemzüge lang unsere Achtsamkeit nach innen richten.

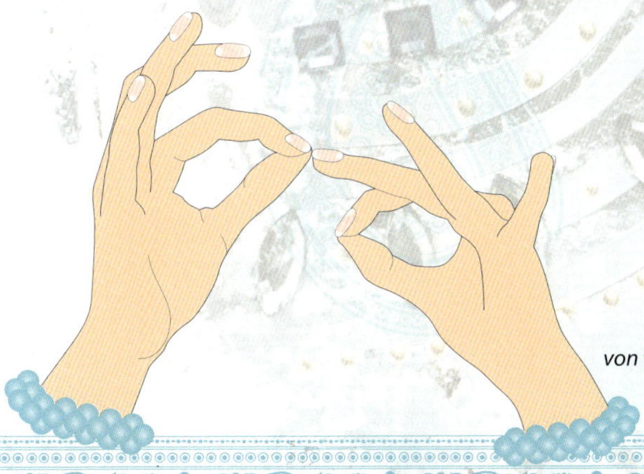

*von vorne betrachtet*

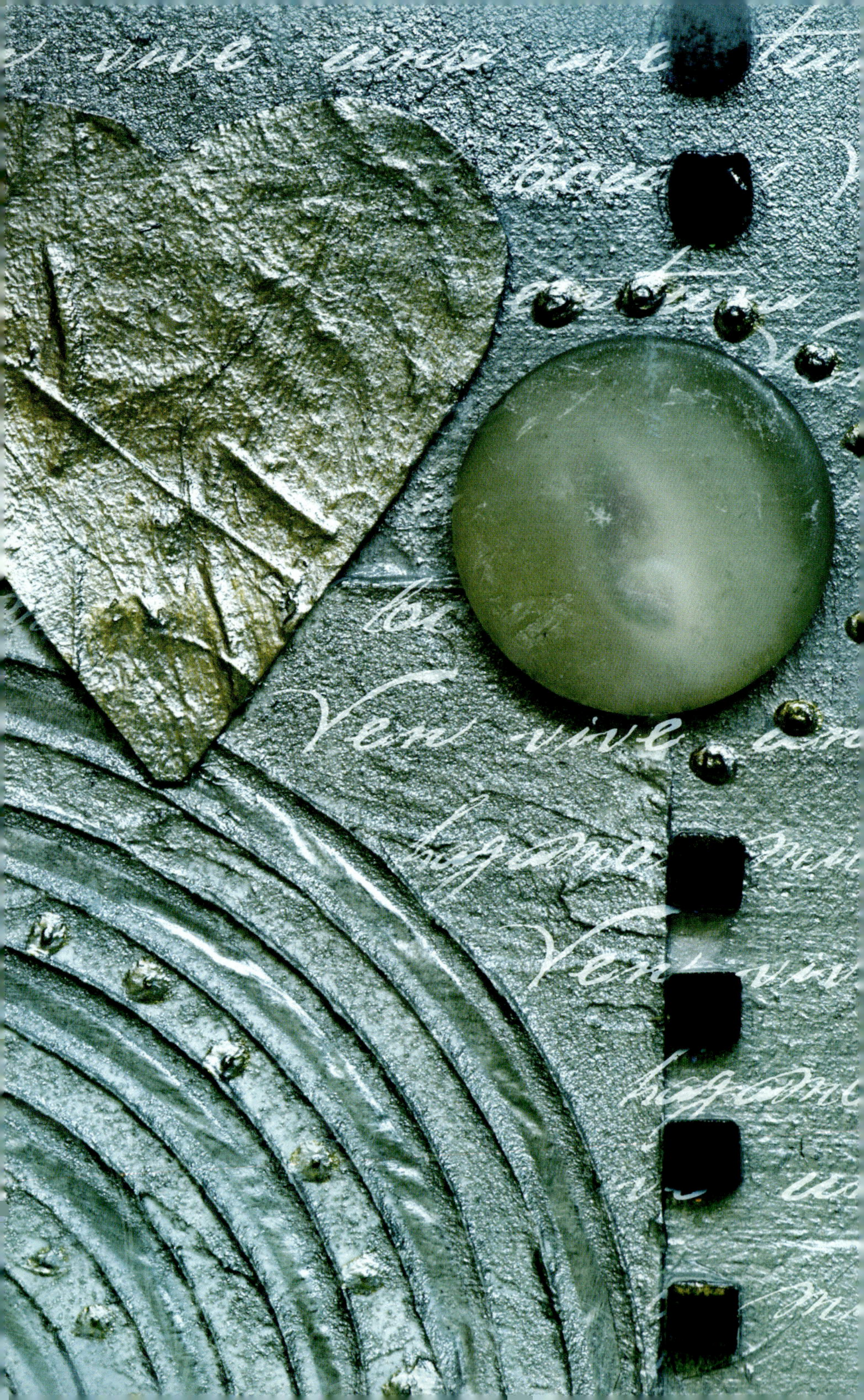
Ven vive

## *Das Gute kommt von selbst*

Eine der Kernaussagen in der Bhagavadgita lautet: »Tue deine Pflicht, so gut du kannst, und erwarte kein Lob und keinen Dank!« – heute lese ich: »Wenn du fünfhundert Menschen Gutes tust und nur ein einziger es anerkennt, war deine Mühe nicht vergeblich.« (Anchscheschonk) Ich lebe schon seit Längerem nach dem Grundsatz, einfach meine Pflicht zu tun, ohne Wenn und Aber, und jede Erwartung schon gar nicht aufkommen zu lassen. Sie können sich kaum vorstellen, wie befreiend das ist!

Stellen Sie sich vor, Sie machen die Buchhaltung oder schreiben die Geschäftsbriefe nicht mehr in erster Linie für Ihren Chef, sondern Sie tun einfach Ihre Pflicht, ohne Lob und Dank zu erwarten – Sie tun es einfach, weil Ihnen das Leben diese Aufgabe gestellt hat; und Sie tun es zur Ehre Gottes. Wir müssen nicht in eine Kirche, eine Moschee oder in einen Tempel gehen, um Gott zu verehren, wir können dies durch das ruhige Abarbeiten unserer tagtäglichen Verpflichtungen. Durch diese Einstellung können auch monotone oder lästige Aufgaben leichter bewältigt werden – alles bekommt einen tieferen Sinn. Dasselbe gilt für die vielen Hilfeleistungen, die wir für andere erbringen. So fällt es uns leichter, anderen eine helfende Hand anzubieten, ohne in die Falle der Erwartungshaltung zu fallen – die uns nur unzufrieden und unglücklich macht. Und zum Opfer sollten wir uns nicht machen, deshalb ist es wichtig, dass wir achtsam sind und uns fragen und wie viel Hilfe wir anbieten können und wollen. Auch ich selbst wäge sorgsam ab, was und wie viel ich für andere tue. Durch die Jahre durfte ich aber erfahren, dass mich das Leben immer wieder reich beschenkt hat und wenn ich selbst Hilfe brauchte, dann war diese da. Heute weiß ich, dass das Gute zurückkommt, aber meistens von einer anderen Seite. So wird es auch bei Ihnen sein, lieber Leser, liebe Leserin.

Diese Lebenseinstellung hilft im Alltag und bei Verpflichtungen in der Familie – alles etwas lockerer nehmen – fröhlich geben, wenn man genug zum Abgeben hat (das kann Kraft oder Geld oder anderes sein), und arbeiten ohne Erwartungen und erkennen, dass jedes Tun einen tieferen, spirituellen Sinn birgt.

## *Meditation*

Auch unsere stillen Momente, unsere Meditationen, können wir bewusst dem Göttlichen weihen. Es ist ja nicht so, dass das Göttliche von uns dies erwartet oder gar verlangt, aber wir selbst begeben uns damit in eine höhere Schwingung – alles bekommt einen tieferen Sinn. Übergeben Sie in dieser Meditation alle Gedanken, die kommen und gehen, dem Göttlichen. Sie tun dies, indem Sie jeden einzelnen ins kosmische Licht schicken – Gott überreichen. Möge jeder dieser Gedanken in Gottes Kraft, in seiner Weisheit und in seiner Liebe ruhen und uns dann als neue Kraft zur Verfügung stehen.

## *Mantra*

*Dein ist das Reich und die Kraft und die Herrlichkeit in Ewigkeit.*

## *Mudra*

Die Hände vor der Brust halten, die Mittel-, Ring-, und kleinen Finger beider Hände aneinanderlegen, Zeigefinger und Daumen bilden eine liegende Acht. Dies ist eine Tempel-Mudra und weist auf das göttliche Licht hin, das in uns wohnt.

## *Tipps für den Alltag*

✓ Wir bestimmen schon morgens, welche Aufgaben wir tagsüber zum Dank und zur Ehre Gottes erledigen wollen.

✓ Einem Mitmenschen schicken wir gute Gedanken und stellen uns dabei vor, wie er glücklich ist.

✓ Eine aufgeschobene Arbeit, die uns etwas lästig ist, packen wir entschlossen an, erledigen sie mit Elan und Schwung und dabei singen oder summen wir.

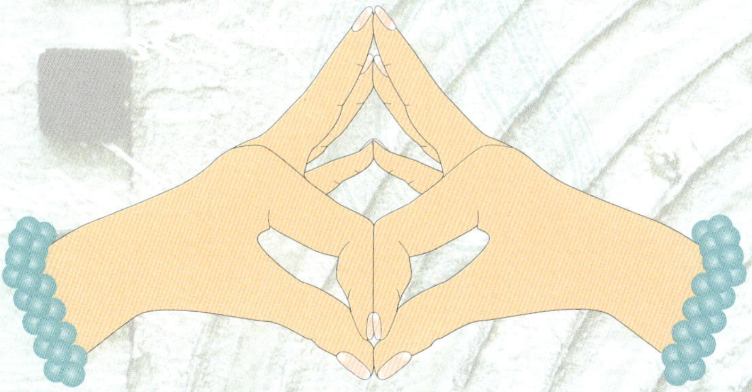

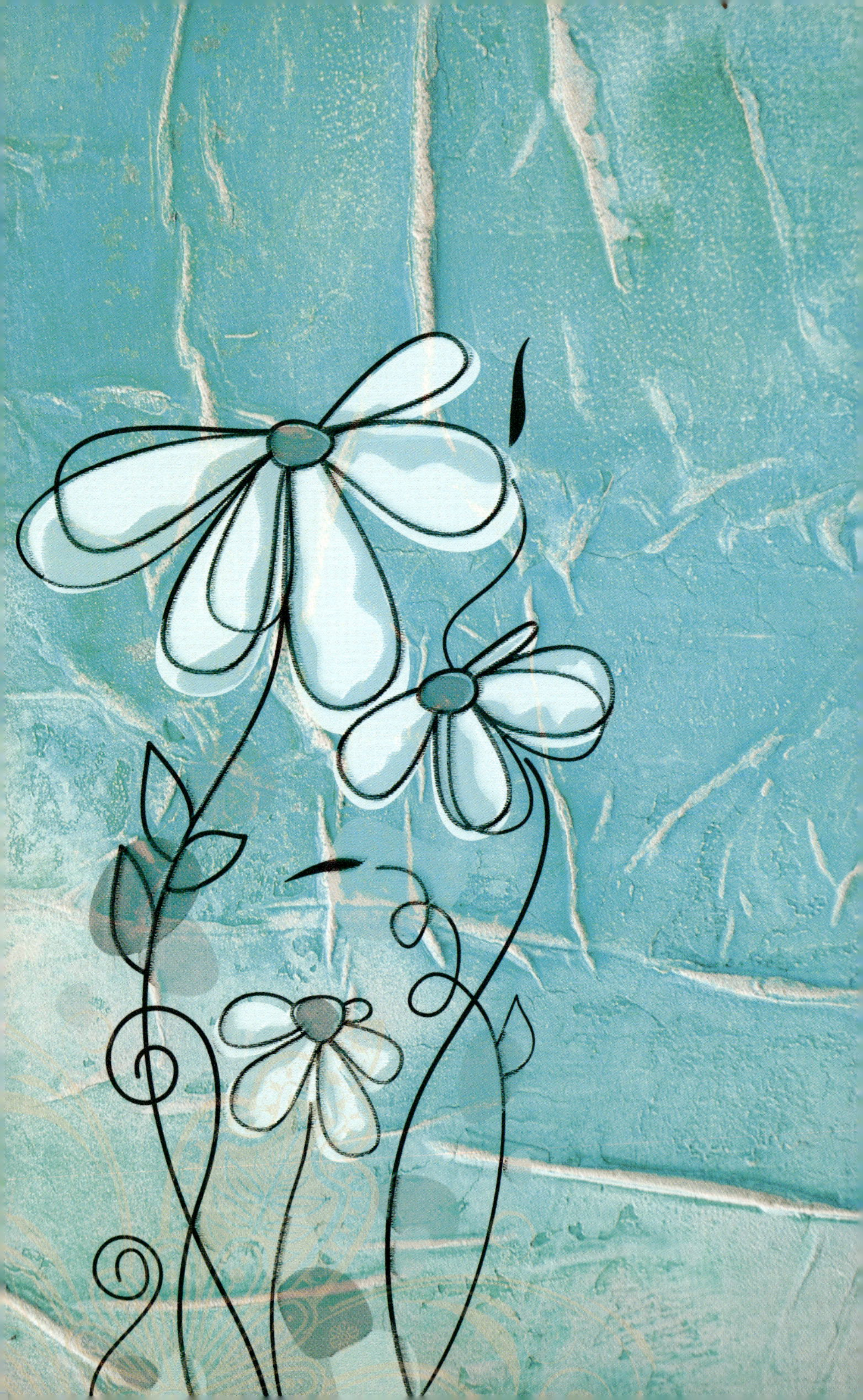

# *Platz schaffen*

Wie der Gärtner im Frühjahr seinen Garten neu bestellt, indem er Pflanzen, die den Winter nicht überstanden haben, entfernt und damit Platz schafft für Neues, so sollten auch wir immer wieder beizeiten wie im Frühjahr räumen – im Äußeren wie auch in unserem Inneren. Platz schaffen in unseren Schränken – Sachen, die wir nicht mehr brauchen, großzügig weitergeben (anderen damit eine Freude machen) oder entsorgen. Wenn wir schon dabei sind, die Gelegenheit packen und ein bisschen dem Frühjahrsputz frönen.

Weiter können wir in unserem Terminkalender mehr Leerraum schaffen, indem wir Termine, die uns eigentlich nur Zeit stehlen, streichen. Oft halten wir an Gegenständen, Bekanntschaften oder Tätigkeiten fest, die uns einmal wichtig waren, aber bei genauerem Hinsehen heute nicht mehr interessieren – oder sogar belasten. Weg damit!

Auch in unserem geistig-seelischen Bereich sollten wir Vergangenes loslassen und Wünsche, die sich nicht erfüllt haben, überprüfen und vielleicht fallen lassen, altem Groll und Hadern sowie auch belastenden und einengenden Vorstellungen oder Gewohnheiten den Rücken kehren.

Dieses Räumen sollte Ihnen Spaß machen – falls nicht, dann stimmt das Maß nicht. Im Kleinen und Wenigen beginnen – und die Lust auf mehr stellt sich von selbst ein – andernfalls: Es wird auch nächstes Jahr wieder Frühling.

## *Meditation*

Das Räumen fällt leichter, wenn man sich den Leerraum in den Schränken und Regalen oder die freien Stunden im Terminkalender zuvor im Geiste vorstellt. Genauso wichtig ist es, auch die Freude, die sich dabei entwickelt, schon jetzt bei der Vorstellung zu erleben. Dies ist die beste Motivation, das Aufräumen mit Schwung und Elan anzupacken und zu Ende zu führen. Zudem tut die Vorfreude, die dabei entsteht, der Leber gut.

## *Mantra*

*Die Leichtigkeit des Seins erfüllt mich ganz und gar.*

## *Mudra*

Die beiden Zeigefinger aneinander legen und nach unten zum Boden hin ausrichten. Die anderen Finger sind locker verschränkt und die Daumen sind gekreuzt und liegen auf. Diese Mudra stimuliert diverse Ausscheidungspunkte, stärkt die Energie des Dickdarms und ist im Ayurveda mit dem Thema »Verbrauchtes loslassen« eng verbunden. Wenn Sie dabei die Ausatmung etwas verlängern und vertiefen, wirkt sie wunderbar entspannend und beruhigend.

## *Tipps für den Alltag*

✓ Montag: Einen Schrank in der Küche aufräumen.

✓ Dienstag: Den Terminkalender unter die Lupe nehmen und sich zeitlichen Freiraum schaffen.

✓ Mittwoch: Platz machen in den Schreibtischschubladen.

✓ Donnerstag: Sich für das bis dahin erledigte Räumen belohnen.

✓ Freitag: Badezimmerschränke in Angriff nehmen.

✓ Samstag: Entsorgungsstelle und/oder Gebrauchtmarkt aufsuchen und sich der ausgeräumten Sachen entledigen. Danach Freunde treffen und sich auf die Schulter klopfen lassen für die gelungene Sache.

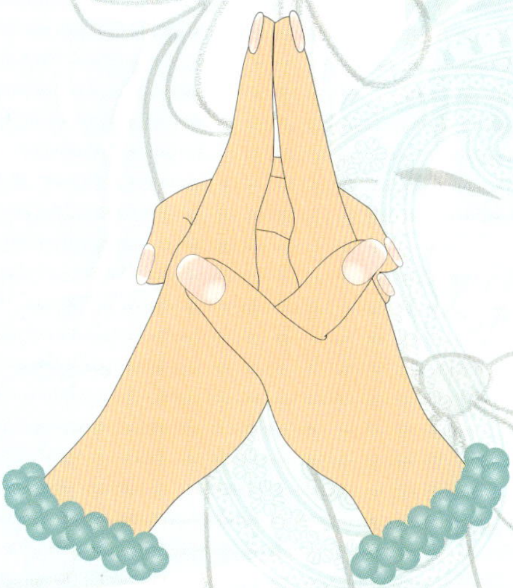

# NEUBEGINN

## *Der Zauber liegt im Neubeginn*

Wie die Bäume jedes Jahr von Neuem blühen, die Vögel wieder ihre Nester bauen, so sollten auch wir jeden Frühling Neues beginnen oder Altes erneut erblühen lassen. Es gibt doch nichts Schöneres als ein bisschen innezuhalten und darüber nachzudenken. Wir können unsere Beziehungen neu gestalten, unsere Verpflichtungen unter die Lupe nehmen und sie soweit zurechtbiegen, bis sie – statt uns zu belasten – Freude machen. Wir können festgefahrene Gleise jederzeit verlassen und neue Wege gehen. Vielleicht ist dies vorerst für unsere Mitmenschen nicht ganz einfach – aber diese lieben uns doch und wollen nur unser Bestes und sich mit uns freuen (man darf Partner, Eltern oder Kinder gerne mal mit Humor darauf hinweisen) – also werden sie sicher mehr oder weniger gerne mitmachen.

Dies braucht vorerst keine große Sache zu sein – aber sie kann sich zu Großem entwickeln und eine reiche Ernte einbringen. Vielleicht braucht es auch ein bisschen Mut und Courage – aber das gehört dazu und was könnte dabei schon fehlgehen? Sollte es nicht auf Anhieb gelingen, dann versuchen Sie es einfach nochmals oder nehmen Änderungen vor, bis es gelingt, oder wagen etwas anderes. Auch mir ist nicht alles auf Anhieb gelungen – aber es war immer eine gute Erfahrung damit verbunden – so wusste ich wenigstens, wie es nicht geht oder wie es besser gemacht werden kann. Unser Leben sollte immer auch ein bisschen Abenteuer sein – sonst ist es fad, deprimierend und langweilig.

In diesen Tagen geht es also darum, uns zu fragen, was wir Neues anpacken wollen und auch gleich, wie wir dabei vorgehen wollen. Neues zu wagen hält uns jung und fit – also – in die Hände gespuckt und los geht es.

## *Meditation*

In der täglichen Meditation sollten Sie sich das Neue, das Sie anpeilen, vorerst genau vorstellen und sich auch gefühlsmäßig hineinversetzen. Macht Sie das Neue glücklich? Ist es das, was Sie wirklich wollen? Vielleicht merken Sie aber, dass es doch nicht das Richtige ist, dann sollten Sie flexibel sein und sich neu ausrichten. Oft braucht es sogar mehrere Anläufe, bis Sie sich sicher sind, was Sie wirklich wollen. Kein Problem – das gehört zum inneren Prozess – und bringt Sie so oder so weiter. Es kommt der Moment, wo es für Sie stimmt, und dann können Sie das genaue Vorgehen planen und umsetzen.

## *Mantra*

*Mit Verstand und vollem Herzen setze ich mich für das Neue ein und vertraue auf Gottes Segen.*

## *Mudra*

Die beiden Daumen und Zeigefinger aneinander legen und die anderen verschränken. Die Hände vor der Brust so halten, dass die Zeigefinger nach oben weisen und die Daumen zum Herzen hin. Diese Mudra stammt aus dem Ayurveda, weckt die Kreativität und bedeutet »höhere Erkenntnis« – was von Vorteil ist, wenn Neues gewagt wird. Diese lässt göttliche Energie in die Zeigefinger, von da in die Daumen und weiter ins Herz strömen. Wenn man Neues startet, sollte das Herz immer mit dabei sein.

## *Tipps für den Alltag*

✓ Sie machen eine Liste, in der Sie zum Thema »Neues beginnen« Ideen sammeln und notieren.

✓ Nach gründlichem Abwägen wählen Sie ein bis drei Favoriten aus.

✓ Sobald für Sie das Thema klar ist, machen Sie weitere Listen und notieren, was Sie schon jetzt dazu beitragen können und was später – wann und wo.

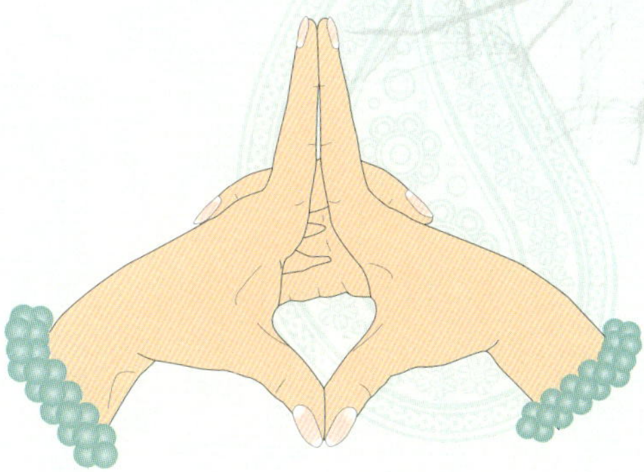

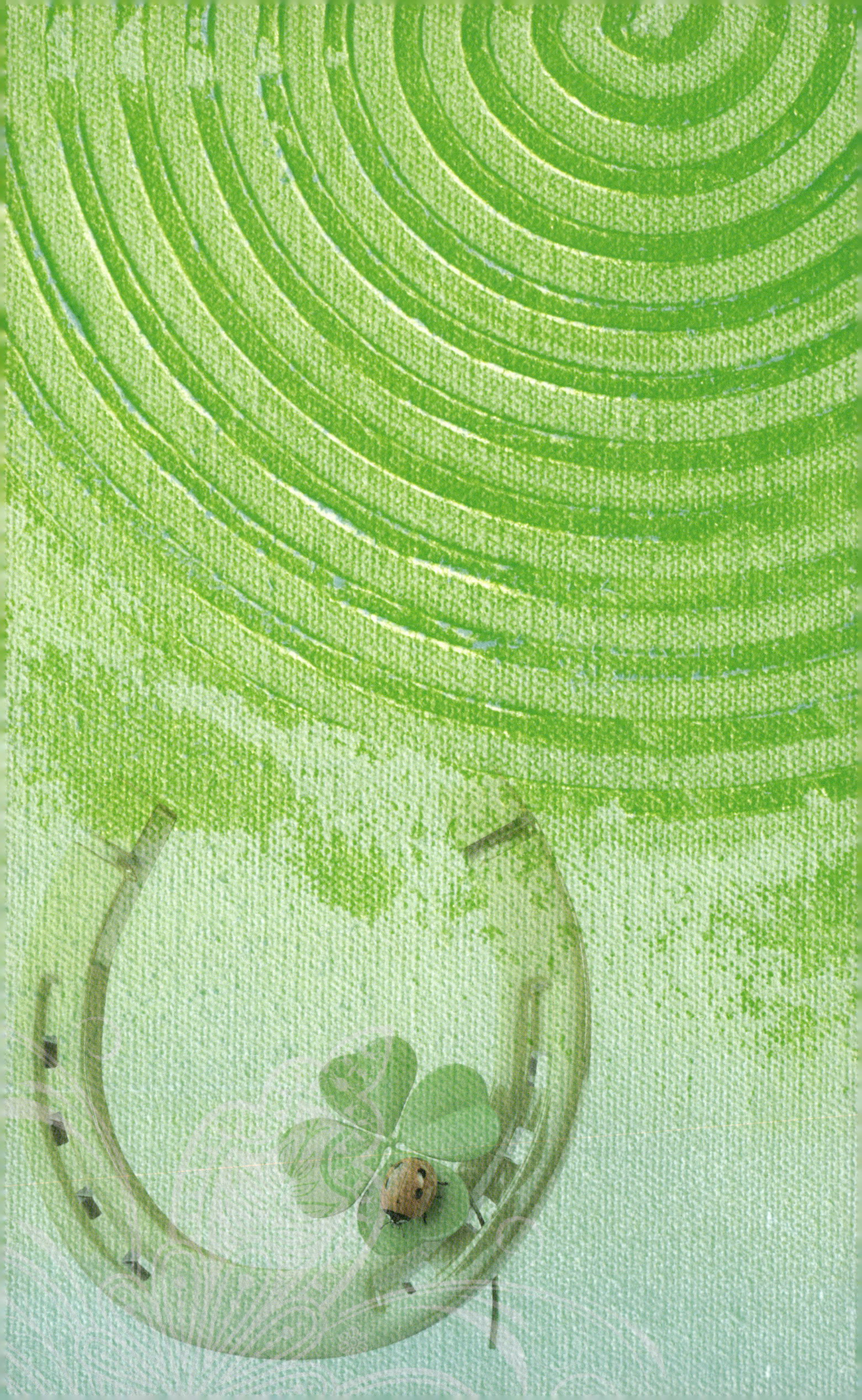

# *Von Chancen und glücklichen Zufällen*

Der geachtete Psychologe Richard Wiseman konnte nachweisen, dass Glückspilze und Pechvögel sich in ihrem Charakter, ihrem Denken und Handeln tatsächlich voneinander unterscheiden. Erstens: Was der Mensch über die glücklichen Zufälle glaubt, prägt seine Erwartung und somit auch sein Denken, Agieren und Reagieren. Unbewusst kann man sich also auf Pech oder Glück einstellen und was erwartet wird, stellt sich meistens ein. Zweitens: Es gibt rationale und praktische Möglichkeiten, um die Zahl der glücklichen Zufälle zu erhöhen. Elizabeth Williams, eine amerikanische Psychologin, hat beispielsweise die Karriereschritte und -sprünge von erfolgreichen Frauen untersucht und festgestellt, dass *Begeisterung, Risikofreude, Selbstvertrauen, Kommunikationsbereitschaft* und *Offenheit* wichtige Eigenschaften waren, um die auftauchenden Chancen zu nutzen. Weiter konnten diese Frauen auf ein großes soziales Netzwerk zurückgreifen – was automatisch die Zahl der hilfreichen Zufälle erhöhte. Es wurden auch Tests mit selbsternannten Pechvögeln (PV) beziehungsweise Glückspilzen (GP) gemacht, bei denen Geld auf deren Weg gelegt wurde, das von den PV übersehen, wohl aber von den GP aufgehoben wurde. Dies bedeutet, dass die Wahrnehmung der beiden Gruppen unterschiedlich ist – die einen sehen die vielen Möglichkeiten, die anderen haben den Röhrenblick. Auch die Flexibilität im Denken und Planen erhöht offenbar die Zahl der

Chancen. Zudem sind die glücklichen Zufälle den Menschen hold, die sich große Ziele setzen, aber diese nicht mit Verbissenheit erkämpfen, sondern überzeugt sind, dass viele Wege dorthin führen. Sie peilen vielleicht nicht schon zu Beginn eine Professur an, sondern wollen ein guter Pädagoge sein – mal sehen, was daraus wird. So bleiben sie locker und offen für die Umwege, die oft die Chancen zu Größerem bergen. Günstige Zufälle können offenbar am besten angelockt werden mit achtsamem, aber unverkrampftem »Herumschnuppern«; beispielsweise im Internet, wo man heute von geeignetem/r Putzlappen, Job, Wohnung, Weiterbildungsprogramm bis zum Ehemann alles finden kann. Wichtige Eigenschaften sind auch eine gute Portion *Neugier, Empathie, Umsicht* und *Vertrauen.* Aus eigener Erfahrung und Beobachtung halte ich aber für den besten Glücksbringer die Hilfsbereitschaft. Eine Freundin erzählte mir, wie sie nach einem Kurs trotz Kopfweh noch einen Transport machte und dabei ihren heutigen Partner kennenlernte ☺.

## *Meditation*

Sie schreiben die glücksbringenden Eigenschaften: *Begeisterung, Risikofreude, Selbstvertrauen, Kommunikationsbereitschaft, Offenheit, Neugier, Empathie, Umsicht, Vertrauen* und *Hilfsbereitschaft* auf einzelne Zettel und wählen davon drei blindlings aus – mit der Frage im Herzen: Was brauche ich, damit sich die glücklichen Zufälle in meinem Leben mehren? Danach überlegen Sie sich, wie Sie diese Eigenschaften vermehrt in Ihren Alltag integrieren könnten.

## *Mantra*

*Wie ein Magnet ziehe ich das Glück in mein Leben.*

## *Mudra*

Die Hände liegen locker auf den Oberschenkeln – in Form von zwei offenen Blüten. Diese Geste bedeutet Offenheit, Vertrauen, und steht für die Gewissheit, dass alles, was der Mensch braucht, ihm zur richtigen Zeit und in der richtigen Form geschenkt wird.

## *Tipps für den Alltag*

✓ Wir achten tagsüber darauf, was uns nützlich sein könnte.

✓ Abends registrieren wir, was an diesem Tag alles gelungen ist.

✓ Wir sind uns selbst ein Glücksbringer.

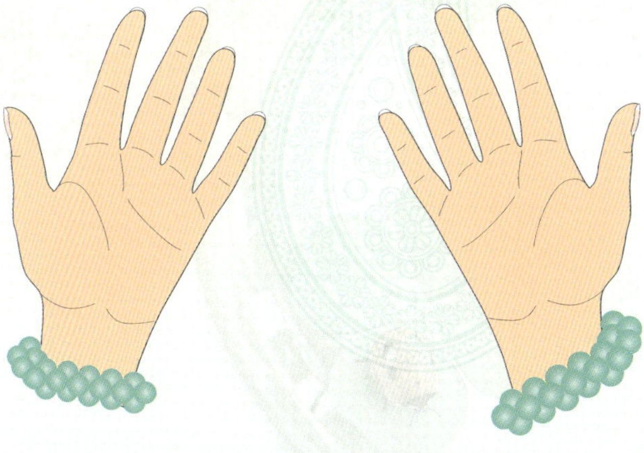

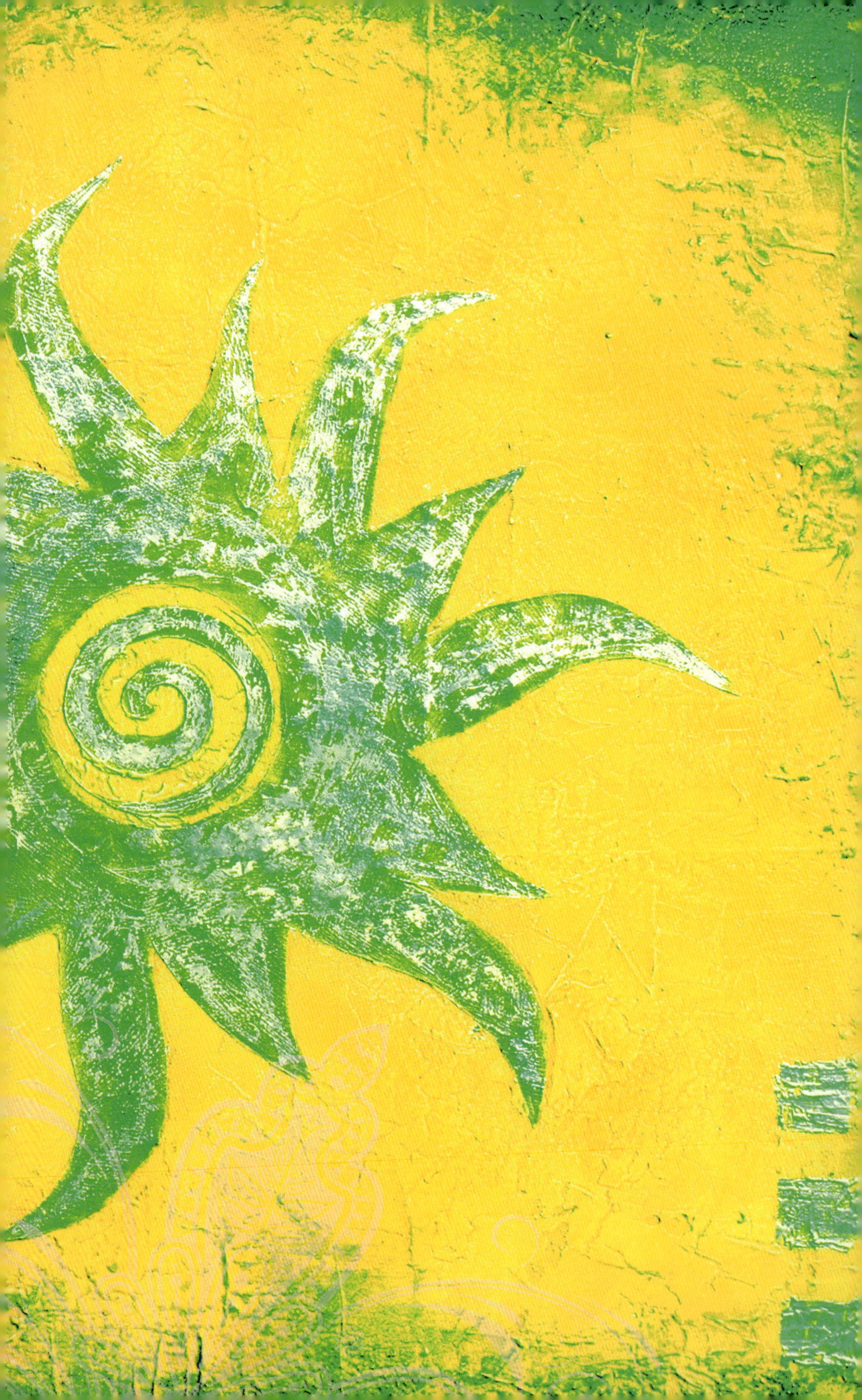

# *Gut gestimmt und fröhlich sein*

Die folgende rührende Geschichte von Nikki , der Tochter des berühmten amerikanischen Psychologen und Glücksforschers Martin Seligman (der Name passt), bringt das Thema auf den Punkt: Nikkis Vater war ein Nörgler, der steht's aufgabenorientiert arbeitete – und dies wohl pflichtbewusst und gründlich, aber oft in übler Laune. Als er einmal schlecht gelaunt im Garten werkelte, kam seine kleine Tochter Nikki dazu. Singend und tanzend half sie ihm bei der Arbeit und warf das Unkraut voller Übermut in die Luft. Dem irritierten Vater platzte der Kragen und er schrie frustriert auf. Nach kurzem Schweigen fragte Nikki den Vater ganz ruhig, ob er sich an ihren fünften Geburtstag erinnern könne – und wie sie da wehleidig und weinerlich gewesen sei. An jenem Abend hätte sie beschlossen, damit aufzuhören und genau das erwarte sie nun auch von ihrem ewig unzufriedenen Vater. Dieser Moment sei die Geburtsstunde der positiven Psychologie und des Glücks gewesen.

Es gehört zum Leben und es ist durchaus menschlich, dass wir uns an einigen Tagen gut fühlen und an anderen weniger oder sogar kreuzunglücklich sind. Meistens können wir aber etwas dagegen tun. Und die nächsten Tage sinnen wir darüber nach, welche Strategien wir dazu einsetzen – und diese probieren wir natürlich gleich aus.

## *Meditation*

Unsere positiven Gedanken und Gefühle beziehungsweise Stimmungen werden im Gehirn registriert. Und wenn wir häufig lächeln und schönen Gedanken nachhängen, bildet sich im Gehirn ein entsprechendes Denkmuster. Über die Synapsen werden übereinstimmende Botenstoffe ausgeschüttet, die wiederum unsere Stimmung und analoge Gedanken erzeugen.

Stellen Sie sich vor, wie Sie die Tage erleben möchten und wie Sie gutgelaunt Ihren vielen Verpflichtungen nachgehen und sich auch immer wieder zwischendurch etwas gönnen, das Ihnen gut tut und Freude macht. Sie schwelgen mit allen Sinnen in diesen Bildern und spüren der Freude nach, die in Ihnen dabei aufsteigt.

## *Mantra*

*Die Sonne meines Herzens lässt mein Leben in goldenem Licht erscheinen.*

## *Mudra*

Sie umfassen den linken Ringfinger mit der rechten Hand, dabei legen Sie den rechten Daumen auf die Wurzel des linken Ringfingers. Nach einigen Minuten wechseln Sie die Hände. Sie lassen die Energie durch den aufliegenden Daumen in die Fingerwurzel strömen. Diese Geste weckt die Kreativität und die Inspiration. Der Ringfinger ist dem Sonnengott Apollo geweiht und dessen Wurzel der Venus. Beide Götter verkörpern die Freude an allem Schönen und die Leichtigkeit des Seins.

### *Tipps für den Alltag*

✓ Sie legen für sich eine CD-Sammlung mit Musik bereit, die Sie in Schwung bringt.

✓ Sie speichern poppige oder rockige Musik auf Ihr Handy und mit flottem Schritt (oder walkend oder joggend) mit Musik im Ohr drehen Sie draußen eine 30-Minuten-Runde. (Achtung! Das kann süchtig machen.)

✓ Sie planen ein zwangsloses Zusammensein mit Freunden und feiern die Nikki-Geschichte oder erfinden einen anderen fröhlichen Grund dazu.

✓ Sie dekorieren in den Farben Gelb und Orange.

✓ Geteilte Freude ist die schönste Freude – ganz ohne Grund machen Sie jemandem eine Freude.

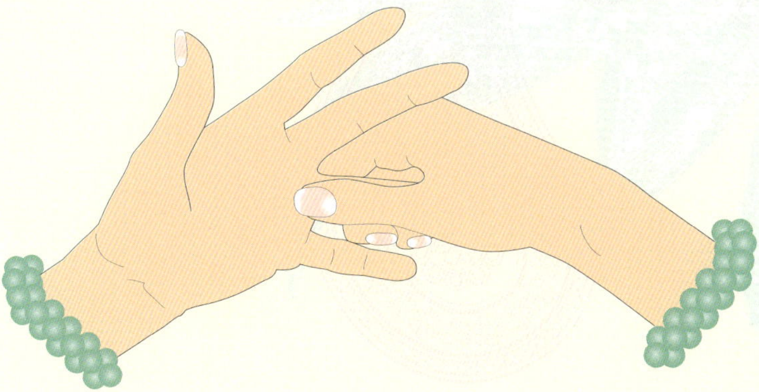

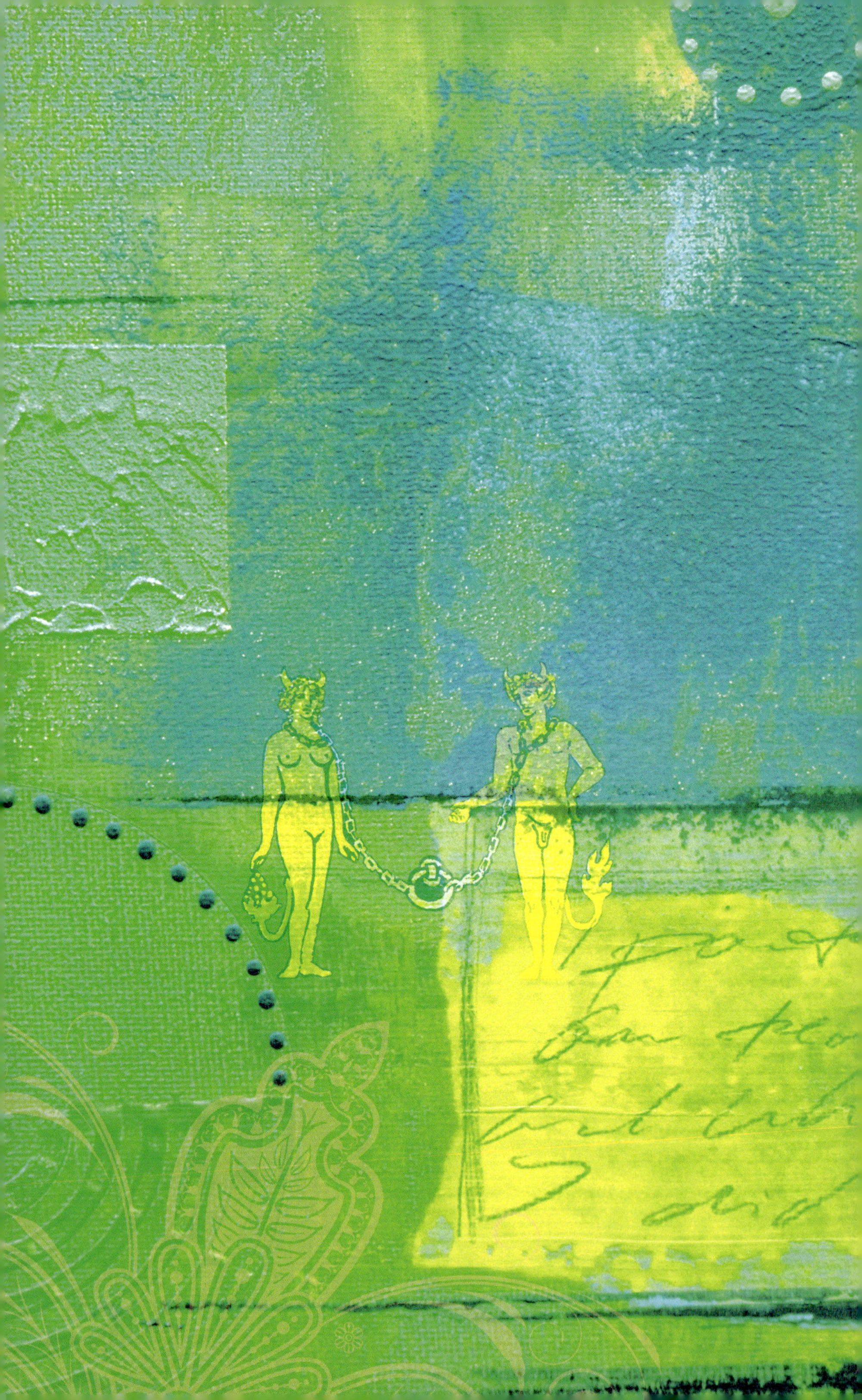

# *Innere Freiheit*

Wir lassen uns von einem Buch, einem Film, von der Liebe, von einem Menschen, von einer bestimmten Tätigkeit, von der Schönheit eines Gegenstandes oder einem Naturereignis gefangen nehmen und fesseln – es gibt nichts Schöneres. Aber was ist, wenn wir an etwas oder jemanden gefesselt sind, uns in die Abhängigkeit begeben und/oder uns dadurch gefangen fühlen? Jedes Suchtverhalten und viele Gewohnheiten gehören in dieses Kapitel, denn diese nehmen uns die Selbstbestimmung und die Freiheit. Auf der Tarot-Karte Nr. 15 sehen wir den Teufel auf einem Korpus und an diesen Korpus sind zwei Menschen gekettet. Der Teufel steht für das Leidbringende und Zerstörerische und wir sind in seiner Schlinge, wenn wir uns an das Materielle oder an Menschen fesseln lassen. Das Teuflische an der ganzen Geschichte ist, dass wir dies oft gar nicht merken – wir leiden still vor uns hin und wissen gar nicht warum. Diese fatale Schlinge können wir aber jederzeit abwerfen, indem wir unsere Gedanken beobachten. Wir werden bemerken, wie wir uns tagein, tagaus innerlich immer wieder mit dem Gleichen beschäftigen – unsere Gedanken wandern immer wieder zu dem, was uns gefangen hält. Aber diese Erkenntnis alleine genügt nicht, bewusst sollten wir die Gedankenmuster in neue Bahnen lenken, indem wir uns anhalten, *an etwas anderes zu denken.* Dies geht am besten, wenn wir auch gleich bestimmen, an *was* wir stattdessen denken möchten. Interessant ist auch zu wissen, dass jedes Gedankenmuster, jedes Ding, jede Tätigkeit, jeder Mensch laut Forschung von einer besonderen Energie umgeben und durchdrungen ist, und diese Energie kann uns gefangen halten. Wenn wir uns also bewusst immer wieder ablenken – entziehen wir diesem leidbringenden Energiefeld die Nahrung und es verendet. Wenn wir unsere Gedanken auch nur hin und wieder meistern, können wir dies als großen Erfolg verbuchen. Bald wird es uns leichter fallen, eigenständig zu agieren, und Menschen, Dinge oder Tätigkeiten haben weniger Macht über uns. Wir werden uns freier, leichter und selbstbestimmter fühlen.

*Kein Mensch, keine Tätigkeit, kein Ding sollte die Macht haben, dich gänzlich unglücklich oder glücklich zu machen.*

## *Meditation*

Sie stellen sich vor, an einem wunderschönen Ort zu sein; und wie ein Kind lassen Sie Seifenblasen steigen. In jede Seifenblase stellen oder legen Sie etwas, das Sie gefangen hält. Nun lassen Sie Ihre Seifenblasen mit Inhalt, eine nach der anderen, in die Luft nach oben steigen und übergeben Sie dem kosmischen Licht – dort sollen die Menschen glücklich sein und alles andere, was Sie abgeben, voller Licht und Leichtigkeit.

### *Mantra*

*Freiheit, Leichtigkeit und Licht erfüllen mein Herz.*

## *Mudra*

Die Hände vor dem Brustbein halten: Mittelfinger und Ringfinger liegen am Handballen, die anderen sind gestreckt und die Fingerkuppen liegen aneinander. Diese Mudra weitet und öffnet im Brustbereich – macht frei und bringt Leichtigkeit.

## *Tipps für den Alltag*

✓ Wir begehen ein Loslass-Ritual, bei dem das, was uns gefangen hält, auf ein Blatt geschrieben wird – das Blatt wird verbrannt, die Asche mit Wasser weggespült und der Erde übergeben.

✓ Zwischendurch halten wir bewusst kurz inne und beobachten die Gedanken, wenn nötig lenken wir sie auf etwas anderes.

✓ Wir stellen einen schönen Stein als Reminder auf, der uns daran erinnert, dass wir die Gedanken neu ausrichten wollen.

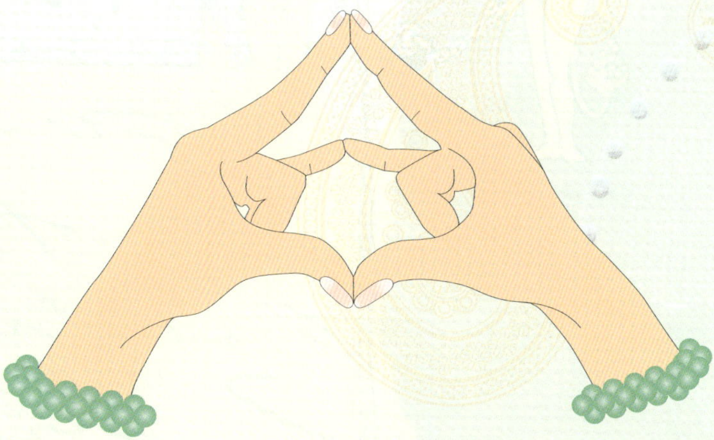

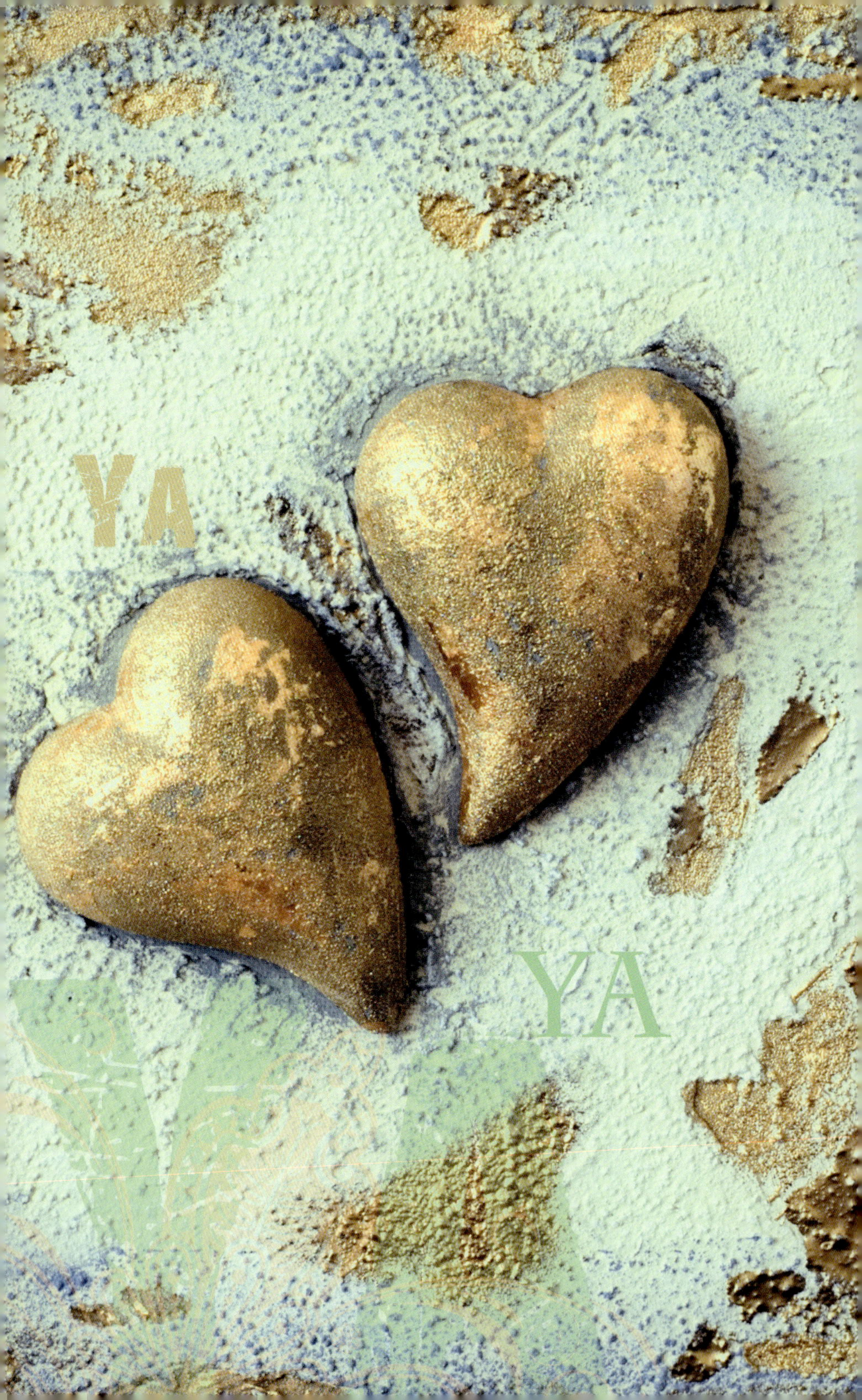
YA
YA

## *Die Keimsilbe Ja stärkt das Herz*

Alles, was uns Freude bringt und uns glücklich macht, beginnt mit der Liebe. Dies lehren die großen Religionen, indem sie raten: Liebe den Nächsten wie dich selbst. Wie fühlt sich das an – sich selbst zu lieben? Uns selbst die Liebe zeigen – wie machen wir das? Dies können wir auf verschiedene Weise tun – und eine schöne Übung besteht beispielsweise darin, dass wir unser So-Sein und unser Leben und alles, was wir sind, was wir haben, tun und lassen – so, wie es ist, akzeptieren – einfach dazu Ja sagen. Und wie es der Zufall so will, gehört laut den alten indischen Weisen die Silbe *Ya* zu unserem Herz-Chakra – das heißt, das Aussprechen dieser Silbe stärkt dieses Energiefeld und somit ebenso das Herz – auch auf der seelisch-geistigen Ebene.

Jedes Licht wirft seinen Schatten – und den Fluch des immerwährenden Ja-Sagens kennen wir alle. Sagen wir also im Alltag nur noch wohlüberlegt Ja – nur dann, wenn es uns gut tut und für uns das Maß stimmt. Müssen wir uns selbst zuliebe hin und wieder Nein sagen, können wir dies mit einer Begründung etwas entschärfen (unsere Mitmenschen verstehen uns oft viel besser, als wir meinen) und zusammen können wir sicher eine neue – eine bessere Lösung finden.

*Jedes Nein den anderen gegenüber, ist ein Ja zu uns selbst!*

## *Meditation*

Sie legen Ihre Hände überkreuzt rechts und links neben dem Brustbein auf und lassen die Wärme der Handinnenseiten und gleichzeitig auch die feinstoffliche Energie der Hand-Chakras in die Brust strömen und spüren in Ihr Herz.

Nun meditieren Sie auf den Herz-Chakra-Keimlaut *Ya*. Sie atmen ein; danach bewusst und vertieft aus und lassen dabei ein *Ya* ertönen – zärtlich und voller Hingabe.

Vielleicht sind Sie eher der visuelle Typ, dann stellen Sie sich ein rotes Herz vor, worauf ein Ja geschrieben ist – das Herz sehen Sie in einem wunderschönen Kranz von verschieden roten Rosen. Um den Fokus besser halten zu können, lassen Sie das Herz während des Einatmens etwas größer und während des Ausatmens etwas kleiner werden.

## *Mantra*

*In meinem Herzen wohnt das göttliche Licht, das mich schützt, das mich wärmt und das mir leuchtend den Weg weist.*

## *Mudra*

Die Kuppen der kleinen Finger liegen aneinander und die anderen sind nach innen gebeugt. Die Hände liegen so rechts und links neben dem Brustbein auf und die Daumen zeigen nach oben. Dabei wird die Herz-Energie gestärkt und die Hormonausschüttung im Herzen. Diese sogenannten Hormone sind verantwortlich dafür, dass wir Liebe, Mitgefühl und Freude empfinden können. Zudem befindet sich, laut den indischen Weisen wie auch den jüdischen Kabbalisten, rechts neben dem Herzen unser spirituelles Herz – das ist ein feinstoffliches Zentrum, auf das in dieser Mudra durch die Wärme der Hände und mit dem bewussten Hineinspüren positiv eingewirkt wird.

### *Tipps für den Alltag*

✓ Wir laden Freunde zu einem Drink ein – um den Wonnemonat Mai zu feiern oder andere Anlässe in der Natur.
✓ Eine rote Rose verschönert den eigenen Arbeitsplatz.
✓ Wir gönnen uns ein wohltuendes Schönheitsbad.
✓ Verwöhnen wir uns doch mal mit einer besonderen Süßigkeit.
✓ Wir lesen einen wunderschönen Liebesroman (mit Happyend ☺).
✓ Wir halten kurz inne und sagen Ja zum gegenwärtigen Gedanken.
✓ Zwischendurch sagen wir Ja zu einem Herzenswunsch.

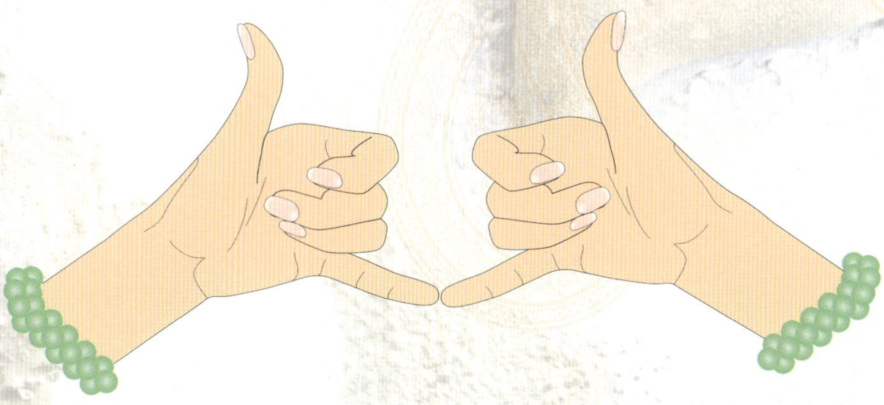

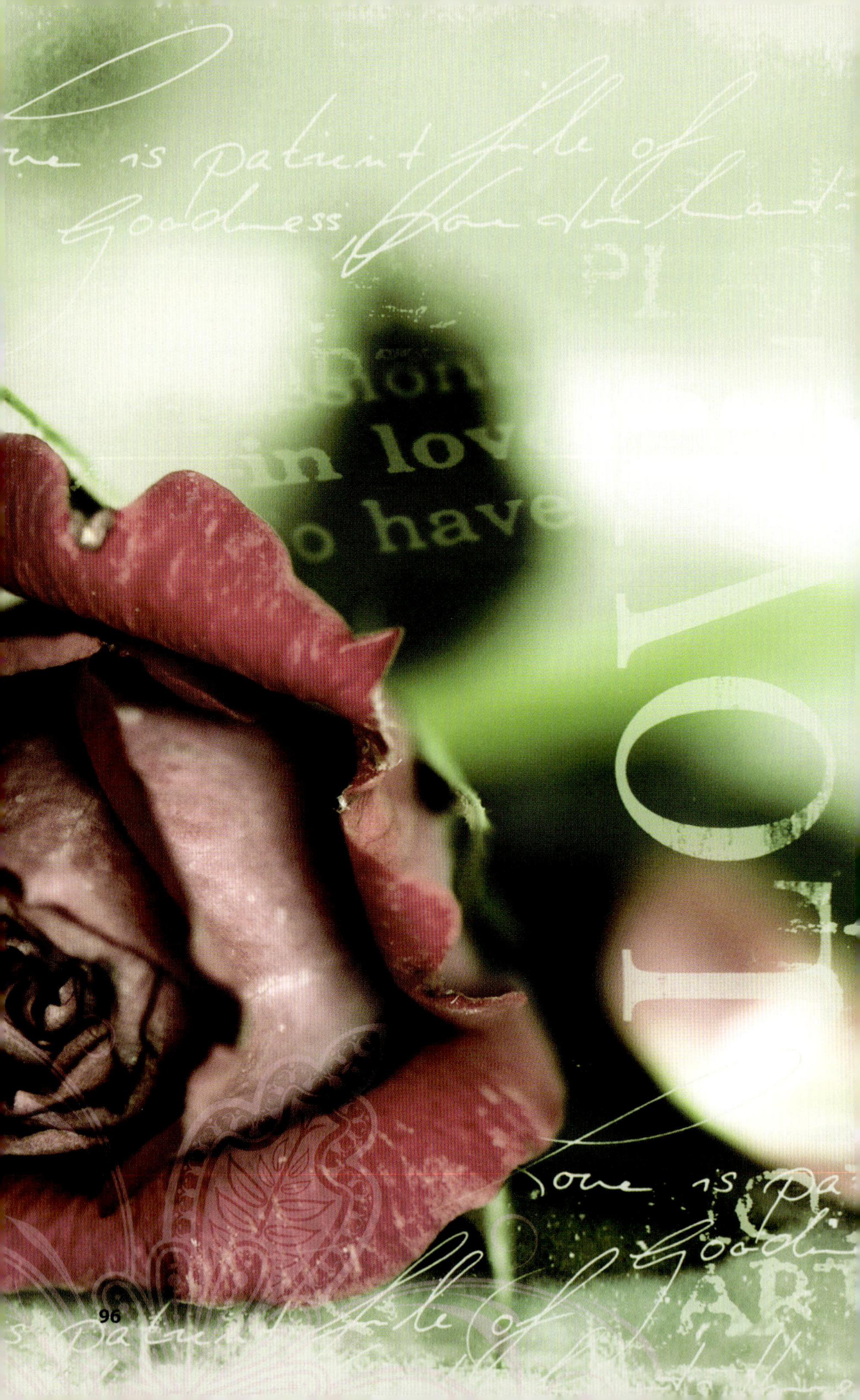

# *Die kleinen Änderungen haben es in sich*

Sind es nicht erst die kleinen Schwächen, die den Menschen liebenswert machen? Also: Wenn unsere kleinen Schwächen niemanden/m (uns selbst mit eingeschlossen) plagen oder gar schaden, sind sie doch ganz in Ordnung.

Andernfalls haben wir es meistens in der Hand, sie zu ändern – und es sind sowieso nur die kleinen, steten Änderungen, die letztendlich Bestand haben beziehungsweise bei denen wir die Chance haben, erfolgreich zu sein.

Der Weg der Veränderung ist immer mit vielen guten Vorsätzen gepflastert – appellieren wir bei diesen an unseren Willen oder bringen uns schon nur diese in Stress – dann ist der Misserfolg vorprogrammiert.

Wenn wir bemerken, dass wir schon anderntags den Vorsatz vergessen haben, dann stimmt etwas an diesem nicht – wir sind zu radikal oder gar ein Tyrann uns selbst gegenüber – oder wir bewegen uns in die falsche Richtung. Unsere Vorsätze sollten sich für uns gut anfühlen, sie sollten uns sogar Spaß machen. Wir sollten sie so lange modellieren, bis wir sie voller Lust und Freude befolgen können – der unbedingte Wille ist hier fehl am Platz. Stattdessen sollten wir unsere kluge Vernunft *und* unser mitfühlendes Herz ins Spiel bringen.

Es ist auch wichtig, dass wir uns von Rückschlägen nicht entmutigen lassen. Beim nächsten oder übernächsten Anlauf klappt es sicher.

Vor einiger Zeit hatte ich plötzlich den tiefgründigen Satz im Kopf: *Nur die Liebe verändert!* Je länger ich darüber nachsann, umso stimmiger und vielschichtiger wurde diese Aussage. Vielleicht denken auch Sie etwas darüber nach und lassen sich von den Rückschlüssen, die sich Ihnen offenbaren, überraschen.

## *Meditation*

Sie stellen sich Situationen vor, in denen Sie erleben, wie Sie eine Schwäche oder unschöne Gewohnheit verändert haben oder ganz los geworden sind, und wie Sie dies stolz und glücklich macht; und Sie spüren, wie Sie sich dabei wohl fühlen. Vielleicht organisieren Sie in Ihrer Imagination eine kleine Siegerehrung – Sie stehen mit einem Lorbeerkranz und einem Siegespokal, den Sie triumphierend schwenken, auf einem Podest und lassen sich von Ihren Lieben feiern – wouw, das fühlt sich doch gut an.

### *Mantra*

*Ich liebe mich, wie ich bin, und mache aus mir selbst und aus meinem Leben das Beste.*

## *Mudra*

Die beiden Kuppen der gestreckten Mittelfinger und die Spitzen von den gebeugten Daumen und Zeigefingern liegen aneinander. Die anderen Finger sind nach innen gebeugt. Die Hände werden auf der Höhe des Solarplexus gehalten. Dabei bedeuten die beiden Mittelfinger einerseits Zentriertheit, Ausgeglichenheit und Ruhe und andererseits stehen sie für diese enorme Kraft, die in unserer Mitte wohnt und die uns gerne hilft, wenn wir es zulassen und ihr vertrauen.

## *Tipps für den Alltag*

✓ Sie nehmen sich nur *eine* Schwäche oder schlechte Gewohnheit vor, die Sie auch nur so weit verändern, dass es nicht weh tut und Ihnen leicht fällt.

✓ Sie machen mental oder schriftlich eine Liste von den Vorteilen, welche die geplante Veränderung Ihnen bringt.

✓ Diese Liste gehen Sie einmal pro Tag durch – Sie lächeln dabei.

✓ Für jeden auch nur klitzekleinsten Erfolg gönnen Sie sich etwas Gutes.

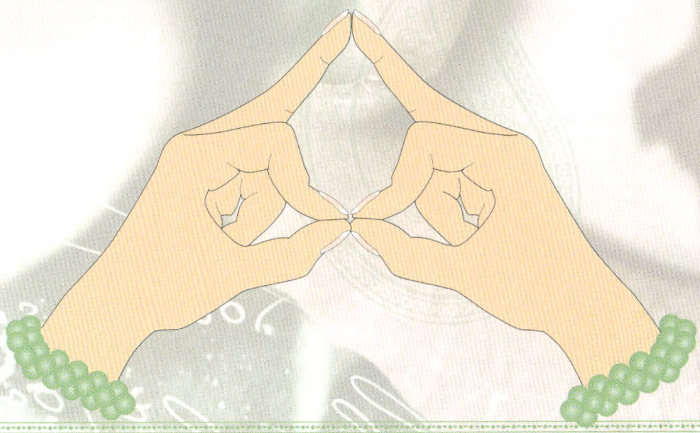

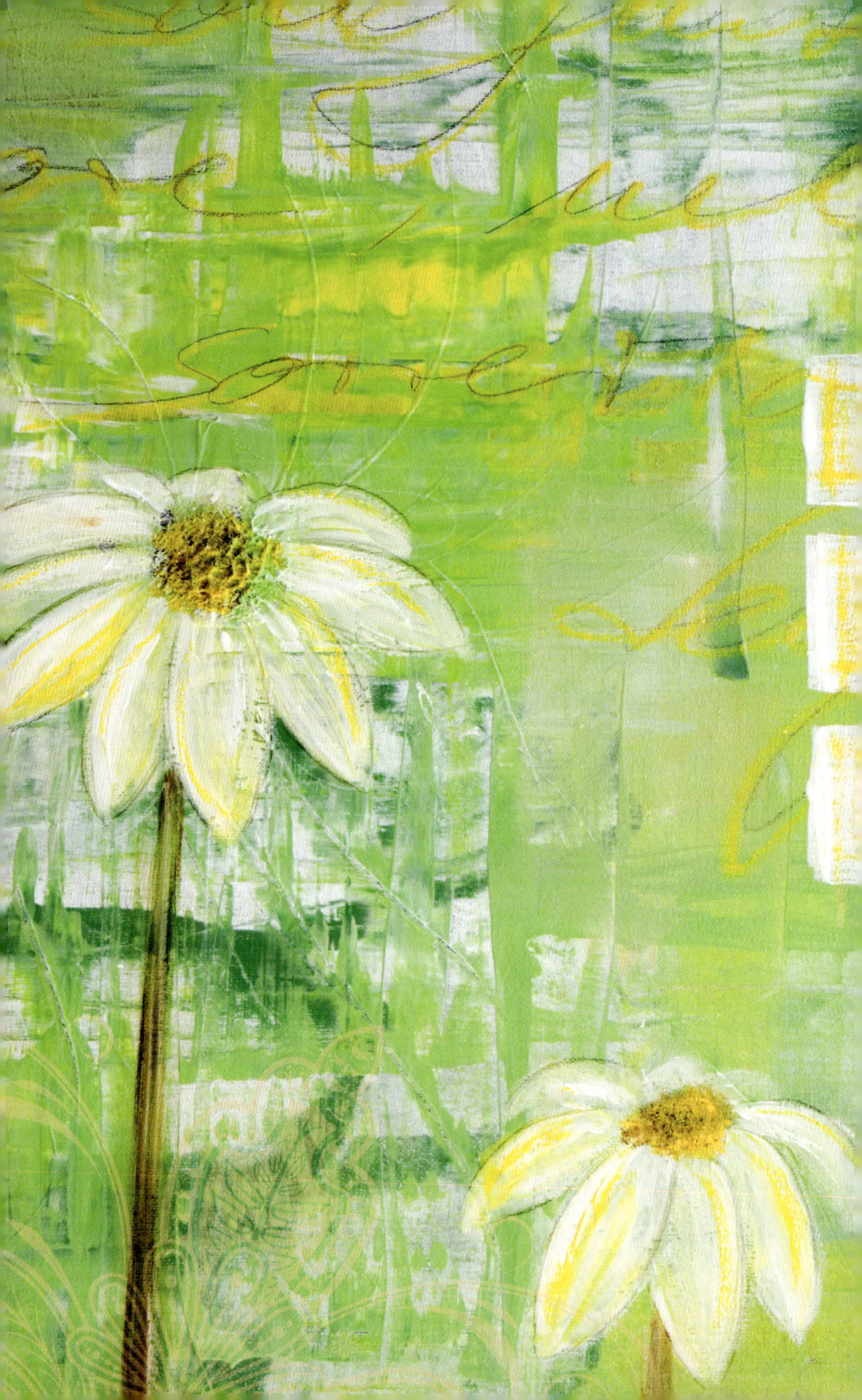

# *Glück lässt sich nicht kaufen*

Es war in Indonesien: Wir reisten als Rucksacktouristen. Meistens kamen wir in kleinen Herbergen unter, aber gelegentlich auch in teuren Hotels. Zur Jahreswende logierten wir in einem sehr noblen und teuren Etablissement: Reiche Indonesier feierten hier mit ihren großen Sippen Neujahr. Freude herrschte – das sollte man doch meinen. Aber dem war nicht so, missmutig und mit gelangweilten Gesichtern, gekleidet nach dem letzten Schrei der Mode, lümmelten sie in ihren riesigen Sesseln. Wir verließen das Hotel und seine ungute Atmosphäre und einige Straßen weiter winkten wir einem Fahrrad-Taxi. Ein strahlender Fahrer bot uns eifrig seine Dienste an. Unser Sitzpolster hatte schon bessere Zeiten gesehen – aber der Fahrer war nett, dienstfertig und hilfsbereit. Wir mieteten ihn auch für den zweiten und dritten Tag. Aber hallo – am dritten Tag half er mir stolz und strahlend auf sein neues Fahrrad-Taxi mit glänzend rotem Polster (die letzten Tage habe er gute Geschäfte gemacht und das Geld gleich klug investiert, erklärte er schmunzelnd und überglücklich). Wir mussten unbedingt seine nette Familie besuchen, und er zeigte uns stolz sein bescheidenes, aber blitzsauberes Heim.

Viel Geld = sehr glücklich, wenig Geld = wenig glücklich? Wir wissen alle, dass es so nicht stimmt und die beiden Begegnungen brachten dies auf den Punkt. Und doch verhalten wir uns oft so, als würden Zufriedenheit und Glücklich-Sein vom

Geld abhängen. Geld zu haben hat sicher eine beruhigende Wirkung, aber zum Glück braucht es etwas anderes. Einerseits ist es unsere Einstellung zum Leben, die bestimmt, auf welcher Skala von eins bis zehn sich unser Glücklich-Sein befindet, aber andererseits können wir ein bisschen nachhelfen – was an und für sich schon Befriedigung und beglückende Momente bringt. Bedenken Sie auch, dass es meistens die kleinen Dinge sind – im Tun – im Haben – im Sein, die Sie glücklich machen. Dazu braucht es oft keinen einzigen Cent und der Zeitaufwand kann winzigklein sein.

## *Meditation*

Die Frage von heute ist: Was macht mich im Alltag glücklich – hier und jetzt – in meinem Alter, mit meinen persönlichen Talenten und Vorlieben – mit dem, was mir zur Verfügung steht?

Sie nehmen diese Frage als Betrachtungsobjekt und sinnen darüber nach. Sie stellen sich jeden Tag die Frage von Neuem und werden immer mehr Antworten bekommen. Sie werden Ideen erhalten, die Sie sofort oder auch erst später umsetzen. Notieren Sie sich die guten Einfälle.

### *Mantra*

*Kein Ding ist zu klein, um mein Glück zu sein.*

## *Mudra*

Bei beiden Händen liegen Daumen-, Zeigefinger- und die Kuppen der kleinen Finger aneinander. Mittel- und Ringfinger sind gestreckt, leicht gespreizt und auf den Oberschenkeln aufgestützt. Verstand und Vernunft (Zeigefinger), Emotionen und Empfindungen (kleine Finger) und Daumen (Vertrauen und Kraft) bilden in dieser Mudra ein Trio.

## *Tipps für den Alltag*

✓ Materielle Ebene: Teilen – ein Geschenk oder eine Spende machen.

✓ Körperliche Ebene: Gesunde Ernährung und sorgfältige Körperpflege.

✓ Seelisch-geistige Ebene: Sich selbst und anderen gegenüber Güte und Wohlwollen zeigen.

✓ Befreiung: Meditation und Gebet.

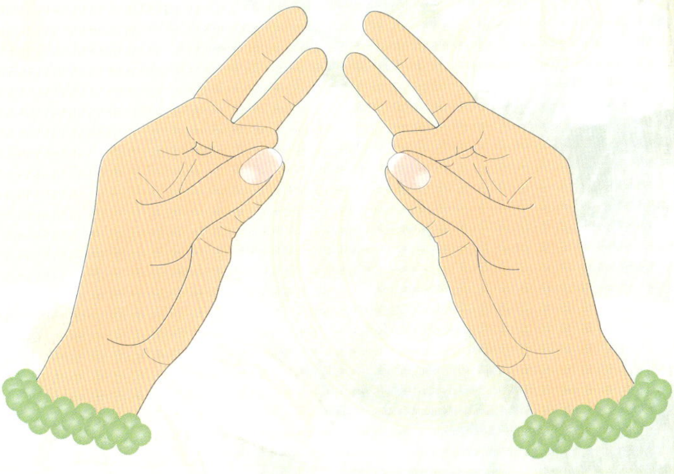

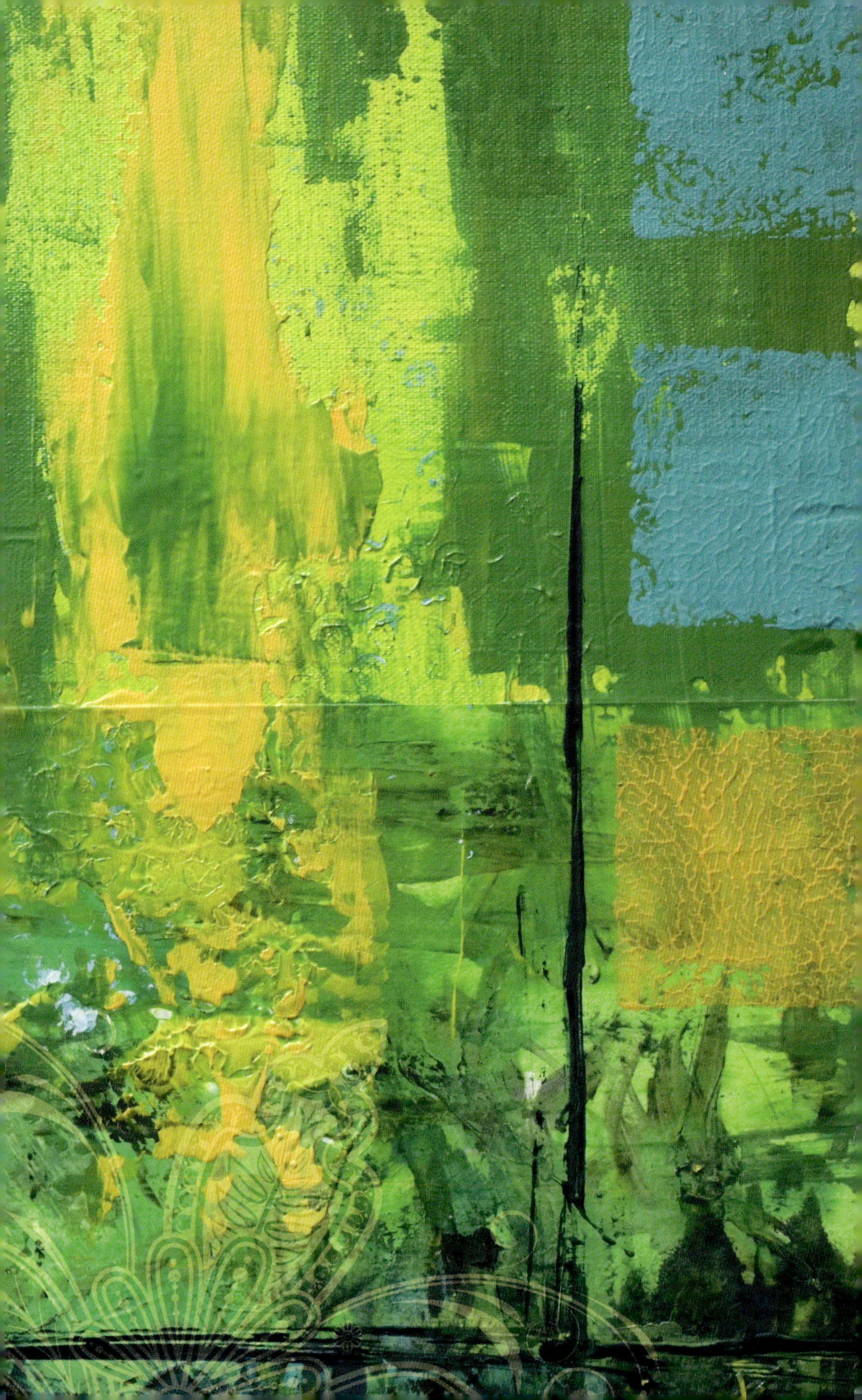

## *Grenzen setzen*

Wir alle kennen das unangenehme Gefühl, das uns überkommt, wenn andere unsere Grenzen nicht erkennen und akzeptieren oder gar überschreiten. Dies kann im Kleinen wie auch im Großen sein: Es kommt uns jemand körperlich zu nah, wir werden manipuliert, ausgenutzt, laufend bei unserer Arbeit unterbrochen und gestört, kontrolliert … Die »Täter« können unsere lieben Eltern, Kinder, Partner, Nachbarn oder Mitarbeiter sein, eigentlich jeder, mit dem wir es zu tun haben. Gerne klagen wir dann den Betreffenden an und wälzen die ganze Schuld auf ihn, ohne zu bedenken, dass wir dies schlicht und einfach immer wieder zulassen. Viele Gründe können dazu führen; wir haben Angst, sind zu bequem, um uns zu wehren, wollen es allen recht machen oder schlüpfen in die Opferrolle …

Höflich, mutig und unnachgiebig setzen und bestimmen wir unsere Grenzen neu. Wir können dies vorerst mit Humor und Wohlwollen angehen (damit kommt man oft schon sehr weit), aber vielleicht braucht es dazu auch ein gewisses Maß an Strenge und Disziplin – ein Machtwort muss gesprochen werden.

Wichtig ist, dabei ebenso zu beachten, dass die Täter nicht immer die anderen, sondern auch wir selbst sind. Wir meinen es nur gut und doch überschreiten wir dabei die Grenzen der anderen. Das kostet uns viel Kraft und der Nutzen ist für alle Parteien gleich null. Das Überschreiten von Grenzen, ob wir nun dies unbewusst anderen antun oder an uns selbst zulassen, ist leider eine Sache der Gewohnheit und wie wir wissen, kann eine Gewohnheit nicht aufgelöst werden, wenn man nur einmal gegenteilig handelt. Nur Geduld mit uns und den Mitmenschen und ein beharrliches Dranbleiben führen zu dauerhaftem Erfolg – aber jeder klitzekleine Fortschritt ist Grund zur Freude.

## *Meditation*

Heute heißt es innere Entschlossenheit aufbauen und sich gedanklich konkret vorzustellen, wie man in kommenden Situationen zu seinen eigenen Bedürfnissen und Rechten steht. Wie packt man sein eigenes Leben an und wie stellt man sich gegen Manipulationen, wie steckt man seine Grenzen neu und verteidigt sie nötigenfalls? Schon nach einigen wenigen Sitzungen strahlt man eine unübersehbare Entschlossenheit aus – und oft genügt dies schon, um Mitmenschen und ihre Forderungen auf gesunde Distanz zu halten.

## *Mantra*

*Ich bin mir selbst mein bester Freund und stehe jederzeit und allerorts entschlossen und mit Erfolg für mich selbst ein.*

JANUAR

◐ Donnerstag **9** 02. Woche

Das Gefühl, welches dein
‚Knöpfedrücker' oder ‚Arsch-Engel'
in dir auslöst, war schon lange in dir,
oft schon seit deiner Kindheit.
Es ist DEIN Gefühl, das darauf wartet,
von dir bewusst wahrgenommen,
angenommen und bejahend gefühlt
zu werden. Hierdurch löst es sich,
kann fließen und gehen.

ROBERT BETZ

## *Mudra*

Die linke Hand liegt auf dem Herzen und die rechte zeigt auf Brusthöhe wie ein Schutzschild nach vorn. Diese Geste bedeutet Schutz und Segnung zugleich. Wir setzen die Grenzen aus Respekt und Liebe zu uns selbst und zum Wohlergehen aller, die mit uns leben und arbeiten.

## *Tipps für den Alltag*

✓ Schalten Sie hin und wieder Ihr Handy aus und bleiben Sie für eine Weile nicht erreichbar und nicht verfügbar – die Welt geht dabei nicht unter ☺.

✓ Bei Verhandlungen oder Gesprächen nehmen Sie Ihre Tonlage und Ihren Tonfall unter die Lupe (die Kleinmädchenstimme verabschieden Sie definitiv).

✓ Achten Sie auf Ihre Körpersprache – halten Sie sich locker *und* aufrecht.

✓ Wir üben das Nein-Sagen, eine kurze Begründung weckt das Verständnis des Gegenübers – aber wir bringen keine Entschuldigung an – diese würde Nachgiebigkeit, Unsicherheit oder gar Schwäche signalisieren.

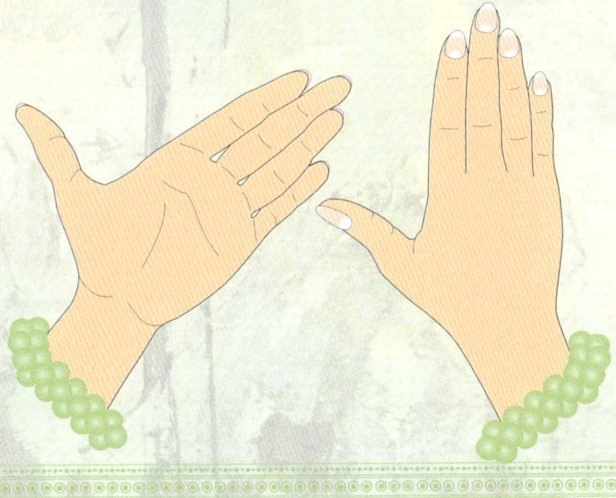

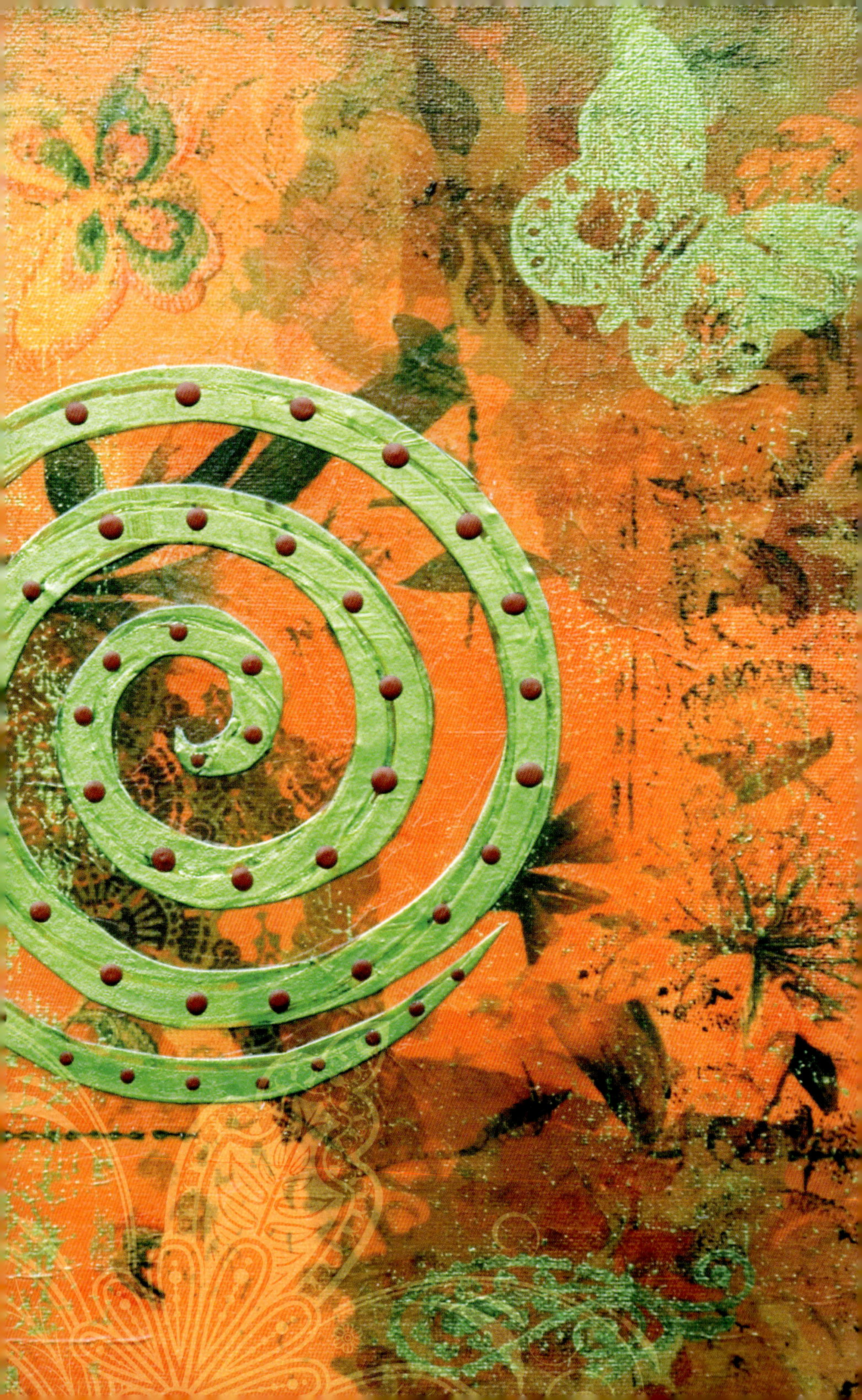

# *Belohnungen lohnen sich*

Die Hirnforschung hat herausgefunden, dass Belohnungen gleich mehrere Hirnregionen und deren ablaufende Prozesse positiv beeinflussen: Sie aktivieren den inneren Antrieb, die Motivation und das konstruktive Denken. Ebenfalls erzeugt jede Belohnung ein Hochgefühl, das die Ausschüttung von Glückshormonen anregt, die ihrerseits gut sind für unsere Gesundheit auf jeder Ebene – körperlich, geistig, seelisch. Gemeint sind nicht die einmaligen und großen Belohnungen, sondern die vielen und kleinen, die locker und ohne großen Aufwand in den Alltag eingebaut werden können.

Wir alle haben tagtäglich Aufgaben zu erledigen, die uns zuwider sind, wir müssen uns dazu oft geradezu zwingen. Oder wir kämpfen mit lästigen Gewohnheiten oder wir sollten das eine weniger, dafür das andere mehr tun. Was dem einen ein Gräuel ist, kann für den anderen pure Lust sein. Ja, so verschieden sind wir! Und es geht nun darum, herauszufinden, was für uns ganz persönlich stimmig ist. Eine Belohnung als Motivation und/oder zum Schluss einer erledigten Aufgabe, kann uns den Alltag versüßen (auch wenn es nicht Schokolade ist).

Diese nächsten Tage denken wir darüber nach, wann und mit was und wofür wir uns belohnen könnten. Und wie immer setzen wir unsere Gedanken und Pläne auch gleich in Taten um. Nebenbei sei gesagt: Belohnungen haben in unserer Gesellschaft oft ein schlechtes Image, aber nicht die Belohnungen an und für sich sind schlecht, sondern nur, wenn das richtige Maß nicht stimmt. So kann Gutes schnell zu Gift werden, wenn wir übertreiben – also aufgepasst – und wählen Sie sorgfältig aus, mit *was* Sie sich belohnen.

Wichtig ist, dass erstens die gestellten Aufgaben nicht zu schwierig sein sollten und zweitens die Belohnungen unmittelbar erfolgen sollten. Die »Couch-Potato« belohnt sich also nicht erst, wenn sie den Marathon gelaufen ist, sondern jeden Tag nach einigen Minuten Training. Beachten Sie also, dass Sie große und schwere Aufgaben in kleinere und somit leichtere maßschneidern, und nach jeder einzelnen Tranche gibt es die wohlverdiente Belohnung. Lassen Sie es sich gut gehen – verwöhnen Sie sich nach Herzenslust.

## *Meditation*

In der Stille der Meditation überlegen Sie sich, für welche Arbeit, Aufgabe und/oder Verpflichtung Sie sich in Zukunft belohnen. Sobald Sie Ihre Abmachung mit sich selbst getroffen haben, lassen Sie jeden weiteren Gedanken los und konzentrieren sich auf den Atem. Sie lassen diese wundersame Stille zu, im Wissen, dass die Ruhe Ihnen mentale und emotionale Kraft gibt.

## *Mantra*

*Belohnungen sind Balsam für meine Seele.*

### *Mudra*

Die vier langen Finger der rechten Hand umfassen den linken Daumen. Die Muschel-Mudra weist auf das Kostbare hin, das in jedem Menschen wohnt und dass jedem Menschen die Güte Gottes gewiss ist. Der linke Daumen symbolisiert die Seele, die zärtlich von der rechten Hand, dem Göttlichen, gehalten wird.

### *Tipps für den Alltag*

✓ Jeden Morgen denken Sie sich für eine Aufgabe, die Sie tagsüber erledigen wollen, eine Belohnung aus.

✓ Sie treffen sich mit Ihrer besten Freundin oder einer netten Gruppe und tauschen Tipps aus – zum Thema: Wie kann man sich belohnen?

✓ Sie selbst belohnen einen Ihrer Mitmenschen – einen guten Grund findet man immer.

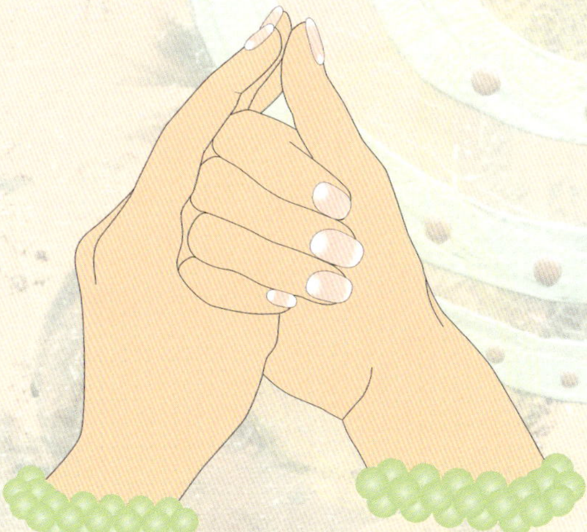

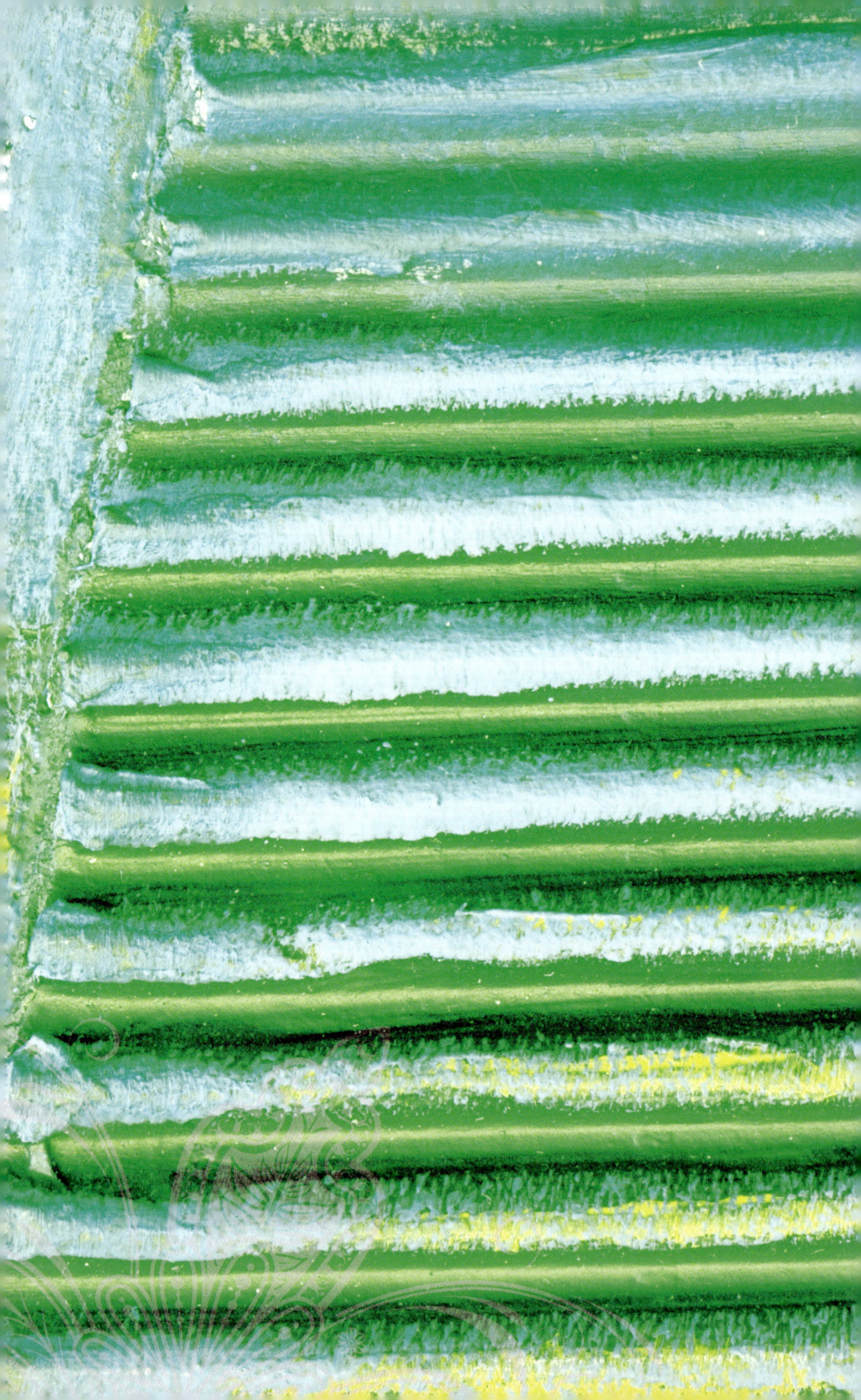

# *Die verflixten Erwartungen*

Gestern, im Zug, bekam ich ein Gespräch mit, in dem sich die eine Dame verärgert über ihre Tochter äußerte, weil diese den Erwartungen der Mutter überhaupt nicht entsprach, und wie könnte es anders sein – damit sich selbst und ihre Mutter zutiefst unglücklich machte. Die Liste der unerfüllten Erwartungen war lang – und ich atmete auf, als die Damen gingen. Danach überlegte ich mir, wie es denn mit meinen eigenen Erwartungen, die ich an meine Familie und Freunde stelle, bestellt ist. Leider musste ich mir zugestehen, dass diese auch eher zu hoch waren, und ich beschloss, einige davon einfach über Bord zu werfen. Das fühlte sich gut an. Später überlegte ich mir, wie es denn mit den Erwartungen sei, die ich hegte und pflegte in Bezug auf meinen Berufsalltag und auf meine Freizeit. Ich stellte schließlich fest, wie tückisch auch die sogenannte positive Erwartungshaltung bei näherer Betrachtung ist.

Bei Erwartungen wollen wir unsere Mitmenschen und/oder die Realität, so wie sie ist, nicht akzeptieren – wir wollen sie nach unserer Vorstellung zurechtbiegen. Und dann sind wir unzufrieden, frustriert und unglücklich, weil sich die Erwartungen nicht erfüllen – wir (er-)warten vielleicht tagelang – wochenlang – jahrelang – und das Leben geht weiter und an uns vorbei. Mit jeder übertriebenen Erwartung setzen wir uns und die Mitmenschen unter enormen Druck; aber positiv ändert das gar nichts und bringt uns dem Ziel nicht näher. Im Gegenteil:

Die Erfahrung zeigt, dass, wenn der Druck weg ist, sich vieles zum Guten wendet und Menschen richtig aufblühen und auf einmal so agieren und reagieren, dass die Beteiligten ihre wahre Freude daran haben.

Wenn wir schlicht und einfach aus dem, was ist, das Beste machen und die Menschen und die Umstände so nehmen, wie sie sind, können wir den Druck herausnehmen.

Auch an das eigene Leben, an die Zukunft stellen wir oft unangemessene Erwartungen – es soll alles nach unserer Vorstellung gehen. Eine Enttäuschung ist auf die Weise vorprogrammiert. Wir sollten weiterhin unseren Alltag und unsere Zukunft planen, das schon, aber auch offen sein für das, was das Leben bringt. Erwartung *NEIN* – Vorfreude *JA!* Lassen Sie doch nur für diese eine Woche Ihre Erwartungen fallen – und schauen Sie, was daraus entsteht.

## *Meditation*

Sie setzen ein Lächeln auf, planen in Ihrem Geiste die kommende Woche, den Monat oder das Quartal, werfen alle Erwartungen über Bord und schwelgen mit allen Sinnen in der Vorfreude. Bleiben Sie offen, es besteht immer die Möglichkeit, dass es noch viel besser kommt als in Ihrer Vorstellung ☺.

## *Mantra*

*Es kommt, wie es kommen muss – und es ist gut so.*

## *Mudra*

Die Mittelfinger liegen aneinander und die anderen sind verschränkt. Die Hände werden auf der Höhe des Solarplexus gehalten. Diese Mudra weckt unsere innere Sonne und stärkt unsere Mitte – auf der körperlichen wie auch seelisch-geistigen Ebene – sie bringt Ruhe und Klarheit.

## *Tipps für den Alltag*

Sie nehmen die einzelnen Lebensbereiche unter die Lupe:

✓ Montag: Was erwarten wir von uns selbst?

✓ Dienstag: Welche Ansprüche stellen wir im Berufsleben?

✓ Mittwoch: Was erwarte ich vom Tagesablauf?

✓ Donnerstag: Welche Erwartungen stelle ich an die Zukunft?

✓ Freitag: Was erwarten wir von unseren Liebsten (befassen Sie sich nur mit einer Person – das genügt)?

✓ Wochenende: Was erwarten wir von unserer Freizeit?

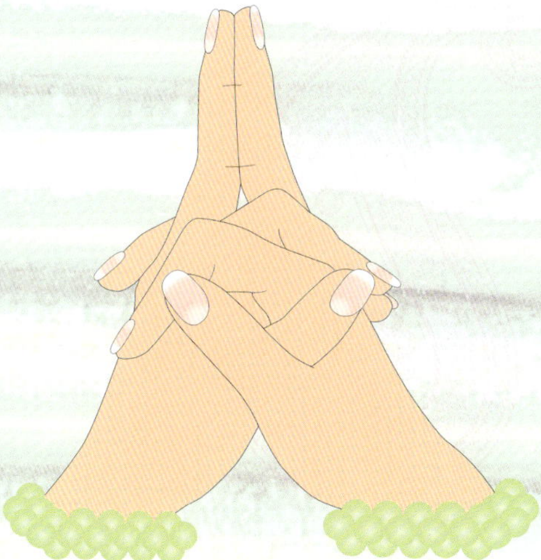

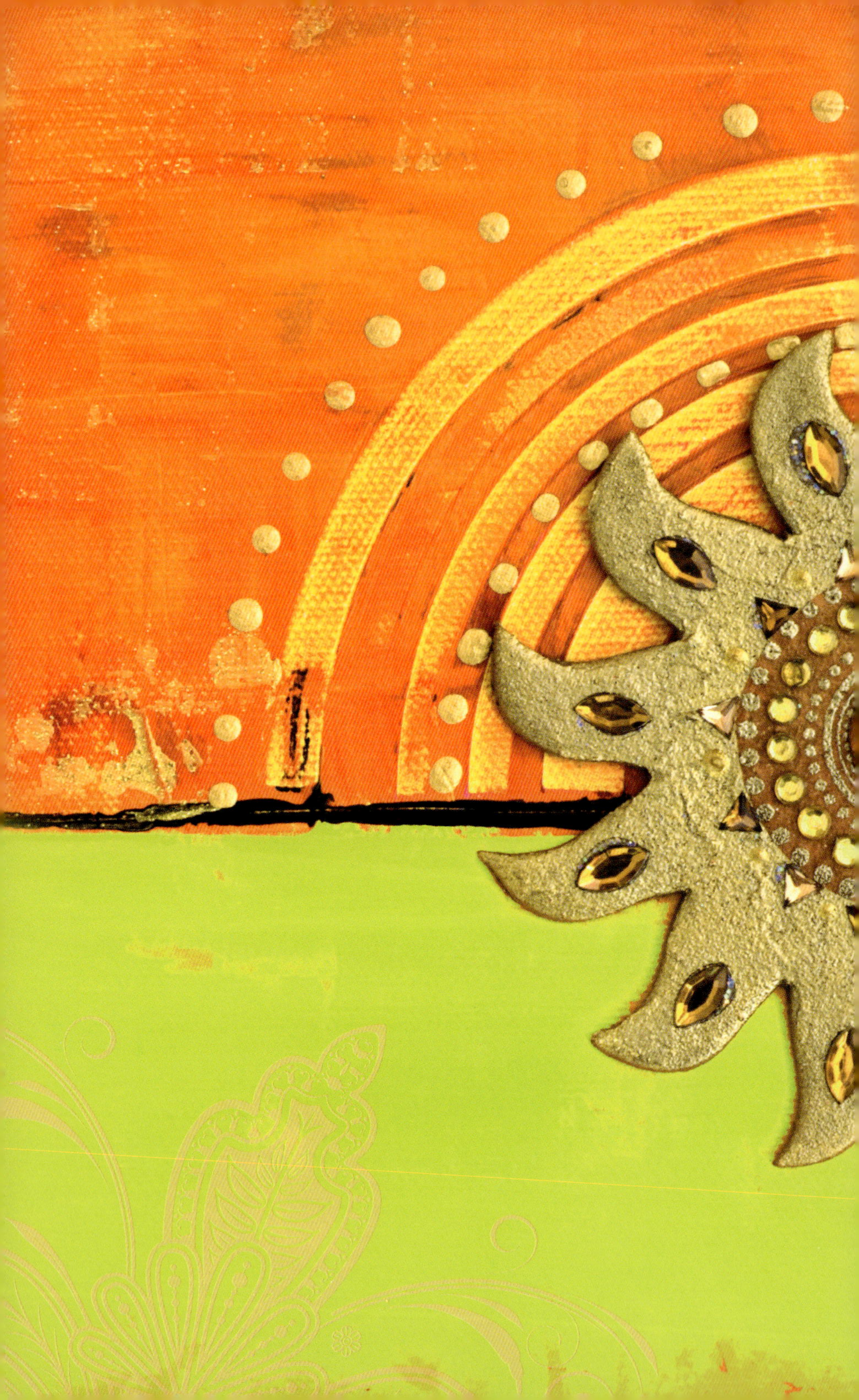

## *Lösungen suchen und finden*

Wenn Ihnen in einer Angelegenheit nicht wohl ist, wenn Sie etwas stresst, überfordert oder frustriert, – sicher suchen Sie dann nach einer Lösung – oder etwa nicht? Leider gibt es viele, die stattdessen eine Opferhaltung einnehmen, in ihrer fatalen Situation verharren, sich überlastet fühlen und sich immerfort beklagen, statt etwas dagegen zu tun.

Es kann auch vorkommen, dass wir ein Problem als solches nicht erkennen, dann kommen wir schon gar nicht auf die Idee, nach einer Lösung zu suchen. Das kann uns allen passieren, und passierte sogar der 86-jährigen Queen von England, die auf ihrem Triumphzug drei geschlagene Stunden auf dem Boot stehen musste, weil man sie vom Sitz aus nicht sehen konnte, da der zu tief war. Mit wenig Aufwand hätte der Sessel auf ein kleines Podest gestellt werden können und voilà – das Problem wäre gelöst. Auch wir, ohne Royals zu sein ☺, machen vieles gedankenlos und aus Gewohnheit, obwohl wir uns dabei nicht wohlfühlen und es uns im schlimmsten Fall sogar krank macht. Wir haben vor Jahren vielleicht Verpflichtungen gegenüber unseren Eltern, Partnern oder Kindern übernommen, die damals berechtigt waren; und wir sind noch immer dabei, obwohl dies schon seit längerer Zeit nicht mehr nötig oder stimmig ist.

Oder Arbeitsplatz, Computer und ganze Wohnbereiche sind unpraktisch eingerichtet und viele der daraus resultierenden Leerläufe rauben uns kostbare Zeit.

Es bringt viel, wenn wir wenigstens einmal pro Jahr unsere Tätigkeiten, unsere Verpflichtungen und unsere Einrichtungen hinterfragen und neu organisieren – bereit sind, uns innerlich und äußerlich neu einzurichten und nach neuen Lösungen zu suchen. Nebenbei trainieren wir damit das lösungsorientierte Denken – und das ist immer gut! Es gibt die treffende Volksweisheit, die sagt: Wie man sich bettet, so liegt man. Aber auch hier wie in allem, ist es wichtig, dass wir nicht verbissen, sondern mit Humor und Gelassenheit an die Sache herangehen.

### *Meditation*

Sie nehmen in der Stille der Meditation Ihre Verpflichtungen, die des heutigen (Morgenmeditation) oder morgigen Tages (Abendmeditation), eine nach der anderen unter die Lupe und entscheiden, ob Sie so weiter machen wollen oder ob Ihnen eine kleine Neuanpassung mehr Erleichterung und Freude bringen würde. Sie wissen, dass zu Beginn jede Neuerung mit etwas Aufwand verbunden ist, der sich aber auf längere Sicht lohnt. Keine Wenns und Abers akzeptieren – einfach durchgreifen ☺.

### *Mantra*

*Möge ich glücklich sein*
*und im Herzen voller Liebe und Güte.*

## *Mudra*

Bei der rechten Hand liegen Daumen- und Zeigefingerkuppen aneinander und bei der linken Hand Daumen- und kleine Fingerkuppen. Die Hände liegen locker auf den Oberschenkeln auf. Die Fingerhaltung der rechten Hand aktiviert die Energie des analytischen Denkens und die der linken stärkt die Energie des Herzens. Jede Änderung muss von Herzen kommen – nur so hat sie Bestand.

## *Tipps für den Alltag*

✓ Sie treffen sich mit einer wohlmeinenden Vertrauten und suchen in einer scheinbar ausweglosen Sache, die Ihr Wohlbefinden stört, nach Lösungen.

✓ Sie organisieren jeden Tag 10 Minuten extra Zeit für sich selbst.

✓ Sie belohnen sich für Ihre neuen Lösungen, die Sie gefunden haben und die Ihnen viel Freude bringen.

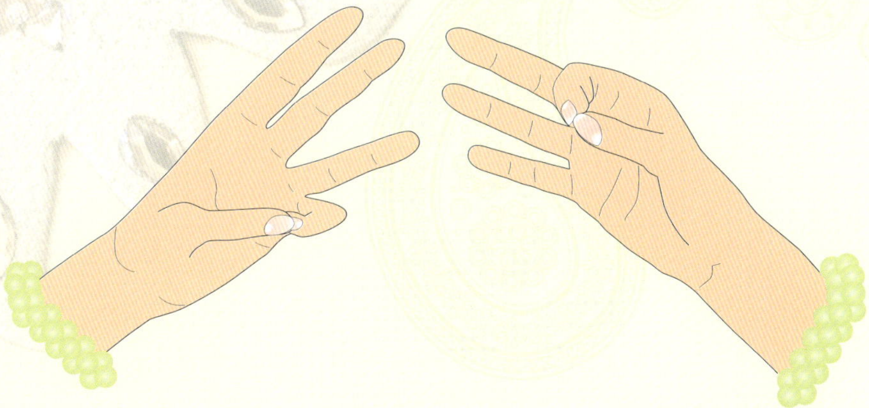

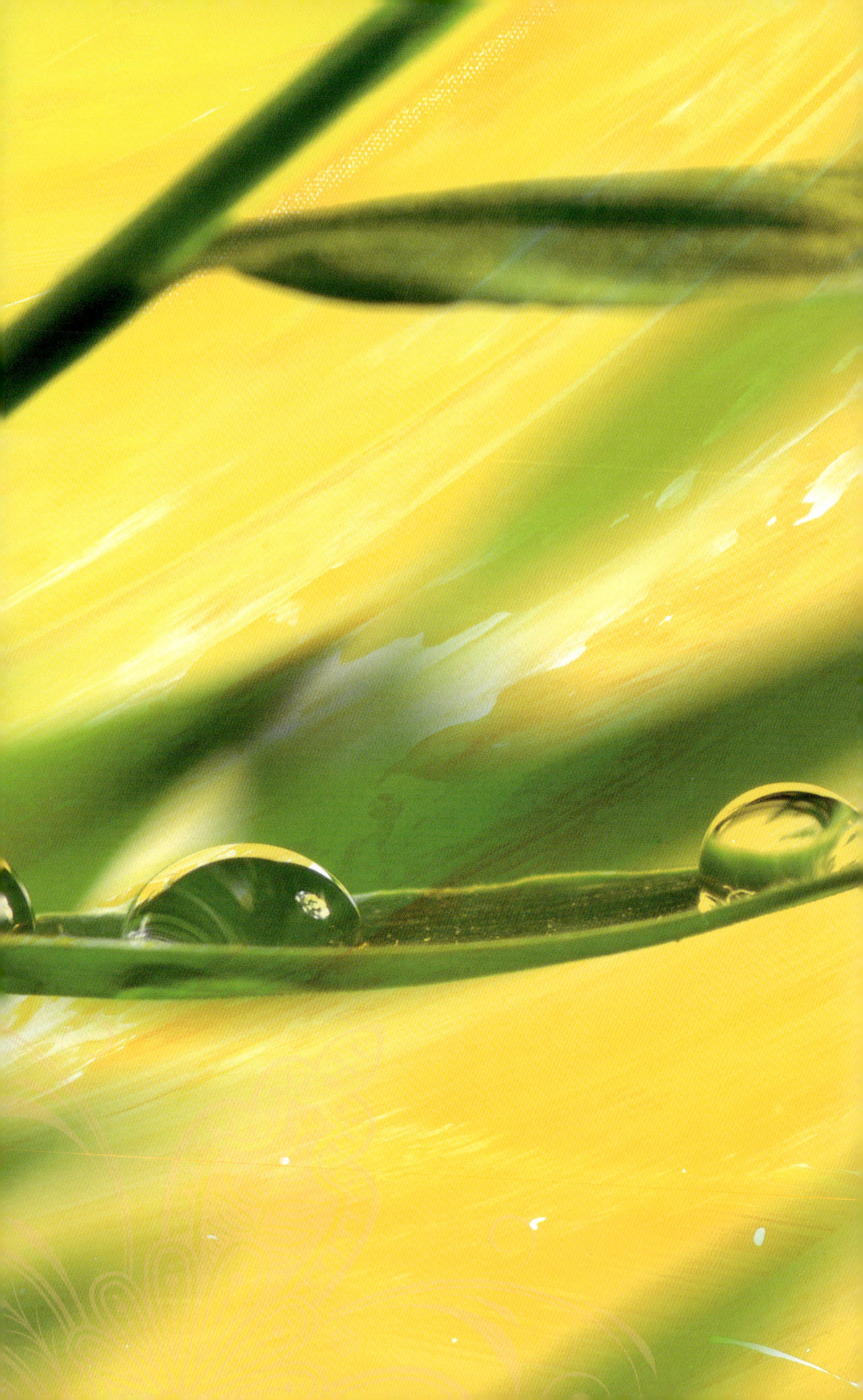

# *Im Fluss des Lebens sein*

Vor einigen Tagen besuchte ich eine 95-Jährige, die noch immer in ihrer kleinen Wohnung lebt und sich selbst versorgt. Früher war sie Bäuerin und Mutter einer Kinderschar und der Hof war so klein, dass sie Magd und Knecht in einem war. Ihr Taschengeld verdiente sie als Tagelöhnerin auf anderen Höfen. Ich fragte sie, wie sie damals über die Runden gekommen war. Mit einem verschmitzten Lächeln meinte sie: Das nahm man alles nicht so tragisch. *Jeden Tag erledigte man das Nötigste, zwischenhindurch gönnte man sich eine Pause und ließ halt da und dort fünfe gerade sein.* Und sonntags ließ man sowieso alles liegen und stehen – unter dem Motto: »Die Arbeit läuft nicht weg und nächste Woche ist auch wieder Zeit. Für Verwandtenbesuch oder ein Kartenspiel hatte man damals immer ein bisschen Zeit.« Die Lebensphilosophie dieser fröhlichen alten Dame würde uns sicher allen gut tun. Wir sollten nicht jede Woche sieben Tage auf Trab sein. Neben unserer Berufstätigkeit bleiben noch etliche Stunden zu unserer freien Verfügung (wie viele Stunden sind es für Sie?). Die täglichen Verpflichtungen können hinterfragt werden: Ist es wirklich nötig, dass man dies oder jenes tut – muss man so viel waschen, bügeln, putzen …? Muss die Kinder- und Altenbetreuung so intensiv sein? Muss das ganze Wochenende mit pausenlosen Aktivitäten verplant sein? Wo könnte Hilfe beansprucht werden beziehungsweise was könnte gemeinsam erledigt werden. Viele

Arbeiten erledigen sich sowieso von selbst, wenn man ein bisschen wartet ☺. Tagsüber hin und wieder eine Pause einschieben und Wochenenden, an denen wir jede Aktivität sein lassen und auch nicht daran denken, das ist das A und O für unsere Gesundheit; daraus schöpfen wir Kraft auf der körperlichen wie auf der seelisch-geistigen Ebene.

Ein beschauliches Leben, gespickt mit vielen glücklichen Momenten, wünschen wir uns eigentlich alle. Aber viele können es sich schon gar nicht mehr wirklich vorstellen. Und was man sich nicht vorstellen kann, das wird sich auch nie einstellen. Die folgende Meditation ist der beste Einstieg.

### *Meditation*

Was wäre für Sie ein beschaulicher Tag – ein Tag, an dem Sie nichts Besonderes planen, sondern sich einfach treiben lassen – das Leben genießen – nicht irgendwo, sondern hier, wo Sie leben – wo Ihr Alltag stattfindet. Wie würde sich ein solcher Tag für Sie gestalten? Stellen Sie es sich möglichst plastisch und ausführlich vor. Probieren Sie verschiedene Ideen aus. Schon alleine diese inneren Bilder sind Zeiten der Erholung und des Kraft-Tankens.

Praktizieren Sie diese Meditation während einer Woche möglichst jeden Tag. Halten Sie nicht an gestrigen Ideen fest, sondern kreieren Sie jeden Tag neue.

*Mantra*

*Mein Tätig-Sein und meine Ruhezeiten halten sich die Balance.*

## *Mudra*

Die Hände liegen locker im Schoß, die Finger beider Hände sind verschränkt und die Handinnenflächen zeigen zum Körper. Die Daumenspitzen liegen aneinander. Die rechte Hand steht für Aktivität und die linke für Passivität. Wir brauchen beide Hände beziehungsweise beide Seiten im Leben – hier sind sie zu einem einzigen Ganzen geformt. Beide Hände sind wichtig und ergänzen einander – so wie im Leben beides wichtig ist – das Ruhen und das Tun.

## *Tipps für den Alltag*

✓ Wir wollen den Sonntag heilig halten und nur das Allernötigste tun.

✓ Tagsüber planen wir Ruhepausen und halten sie auch ein.

✓ Gönnen wir uns doch hin und wieder einen Wellness-Abend.

✓ Wir planen eine gemeinsame Mahlzeit, bei der jeder, der mitisst, ein Gericht beisteuert.

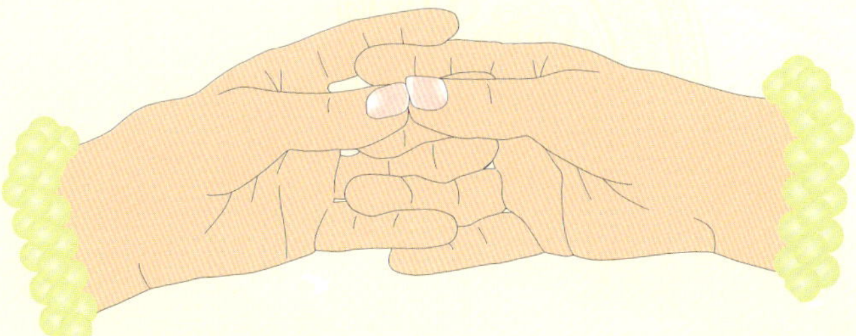

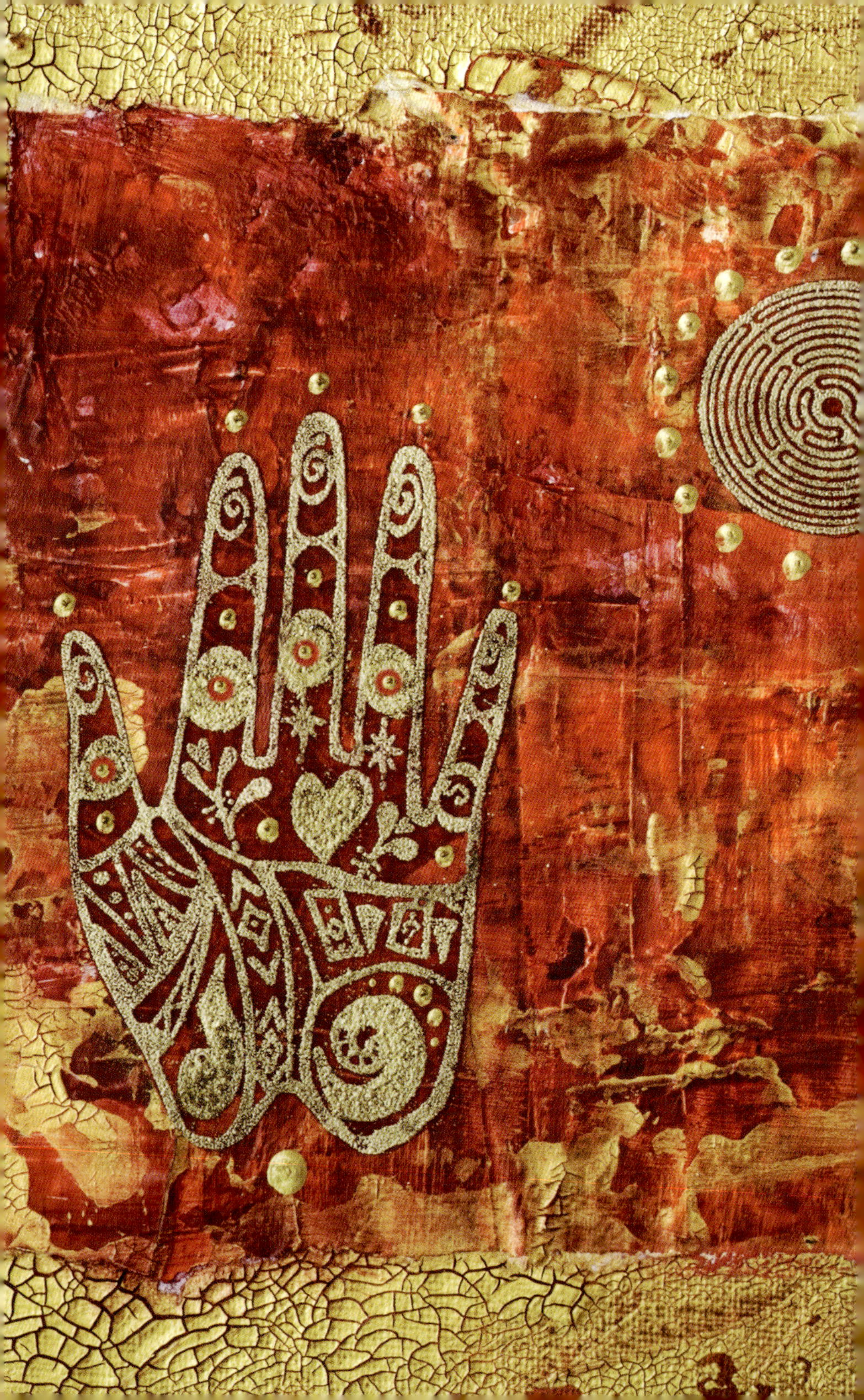

## *Raffiniert manipuliert*

Tagtäglich werden wir von allen Seiten manipuliert, von den Medien, Werbung, Wirtschaft und Politik; und wir haben uns so sehr daran gewöhnt, dass wir es gar nicht mehr merken. Aber auch unsere Liebsten und unsere Nächsten (beispielsweise am Arbeitsplatz) manipulieren uns. Wir haben die Illusion selbstbestimmt zu leben, stattdessen hängen wir oft in den Fallen der Fremdbestimmung. Unsere Mitmenschen wissen sehr genau, wie sie uns um den Finger wickeln können und nutzen dies schamlos aus. Manipuliert werden wir ganz subtil, mit Gesten, Schmeicheleinen, Schmollen, Lächeln, Augenaufschlag, Seufzern … Solange uns dieses Spiel nicht unglücklich macht, müssen wir sicher nicht dagegen angehen, aber oft kommen wir an den Punkt, dass wir das ungute Gefühl haben, nur für die Bedürfnisse der anderen da zu sein.

Wenn wir nur einige wenige Tage lang achtsam das manipulierende Verhalten unserer Nächsten beobachten und somit aufdecken, sind wir schon halbwegs aus diesem Netz heraus. Statt dass wir mit einem brüskierenden Nein eine Bitte abschlagen, können wir verhandeln und Lösungen suchen, die allen Beteiligten genehm sind (uns im Besonderen) oder wir drehen den Spieß um und lenken das Ganze in neue Bahnen. Oft reicht es schon, wenn wir eine Manipulation als solche erkennen – es ist, als würde ihr dadurch die Kraft und Macht genommen. Hier heißt das Zauberwort »Besonnenheit« – ein besonnener

Mensch nimmt wahr, deckt versteckte Beeinflussung auf, denkt klar und reagiert bedacht.

Schon in Urzeiten wurde das Sonnenwendfest gefeiert – heute ist es der Johannitag – lassen wir doch das Licht der Sonne (Sonne ist die Keimsilbe des Wortes »Besonnenheit«) und ihre strahlende Kraft und Macht vermehrt in unser Dasein hinein. Die Sonne ist nicht manipulierbar – sie soll unser Idol sein.

## *Meditation*

Sie stellen sich in der Körpermitte eine strahlende Sonne vor, die mit jedem Einatmen immer wieder von Neuem erglüht. Mit jedem Ausatmen strahlt ihr Licht in einen anderen Körperteil; in das eine Bein, dann in das andere Bein; in den einen Arm, dann in den anderen Arm, dann … Danach ist Ihr ganzer Körper von wärmendem Licht durchdrungen und umgeben. Zum Schluss stellen Sie sich mental unter eine erfrischende Dusche – alle Fremdbestimmung zeigt sich als anhaftender Dreck und wird nun vom Wasser weggespült – Sie fühlen sich wieder frisch, frei und genießen diese neue köstliche Leichtigkeit.

## *Mantra*

*Ich bestimme selbst, was für mich hier und jetzt richtig und wichtig ist.*

## *Mudra*

Bei beiden Händen Mittel- und Ringfinger an den Daumen legen. Die Hände so lange es geht auf Höhe des Solarplexus halten und danach locker auf den Oberschenkeln ablegen. Mit dem Auflegen des Daumens auf der Mittelfingerkuppe stärken wir unsere innere Mitte und das klare Denken; beim Ringfinger geht es um unsere Kommunikation mit der Umwelt.

## *Tipps für den Alltag*

✓ Bei Gesprächen achten wir nicht nur auf das Gesagte des Gegenübers, sondern auch auf die Körpersprache, die Stimme, auf die Gesten und die Gesichtsmimik.

✓ Wenn uns jemand manipulieren will, sprechen wir ihn nett darauf an ☺ und sehen, wie er darauf reagiert.

✓ Wir beobachten uns selbst – um eigene Manipulationen aufzudecken und diese in konstruktive Zusammenarbeit umzuwandeln.

✓ Das Thema »Manipulation« lässt sich wunderbar mit Freunden diskutieren.

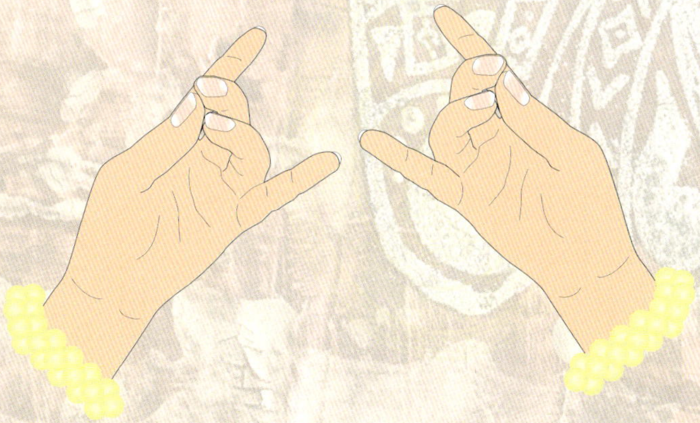

# *Es ist nicht immer, wie es scheint*

Letzthin veröffentlichte ein Newsletter im Internet folgende Geschichte (leicht gekürzt und Namen geändert): Anna und Martin waren ein Paar, hatten zwei Kinder und viele Freunde, weil beide sehr beliebt und hilfsbereit waren. Als Martin schwer erkrankte, hat Anna ihn und seine beiden Kinder verlassen und ist zu einem Freund gezogen. Annas Eltern, Schwiegereltern, Geschwister und die zahllosen Bekannten waren entsetzt und brachen danach jeglichen Kontakt mit ihr ab. Als Martin bald darauf starb, wurde ihm ein Begräbnis mit vielen anerkennenden und lobenden Worten beschert. Kurz darauf starb auch Anna – sie hatte Suizid begangen und einen letzten Brief geschrieben, in dem sie ihre Eltern und Kinder um Verzeihung bat und darin begründete, warum sie diese drastische Trennung vollzogen hatte – oder hatte vollziehen müssen. In ihrer Ehe war viel heftiger Streit oder eine bedrückende Atmosphäre gewesen und Anna glaubte damals, diese Trennung sei für alle, besonders für die Kinder, das Beste. Annas Familie und auch ihre Freunde erinnerten sich dann plötzlich an die vielen guten Eigenschaften von Anna und wurden sich bewusst, dass ihre Beurteilung und Verurteilung fehl am Platz gewesen waren. Diese traurige Geschichte hat enorm viele Reaktionen bei Lesern ausgelöst, die ähnliche unberechtigte Zurückweisungen erleiden mussten oder zu spät gemerkt hatten, wie sie anderen Unrecht taten.

Auch mich rührte diese Geschichte sehr. Obwohl ich mich gerne als Menschen sehe, der keine schnellen Urteile fällt, musste ich mir eingestehen, als ich mich näher mit dem Thema befasste, dass auch ich oft schnell im Urteilen bin. Ich zeige dies meistens nicht, aber in meinem Innern hänge ich Gedanken nach, die nicht sehr wohl gemeint sind. Ich denke, es gehört zu unserer menschlichen Natur, dass wir uns auf die Seite der angeblich Schwächeren stellen und dass wir laufend urteilen, beurteilen und oft auch voreilig verurteilen. Aber wir können uns vornehmen, in Zukunft bedachter damit umzugehen – immer zuerst beide Seiten zu betrachten. Die Chinesen sagen dazu: Nur wer zwei Wochen lang in den Schuhen des anderen verbracht hat, ist berechtigt, ihn zu beurteilen.

Wir können uns vornehmen, das Beurteilen grundsätzlich zu lassen – und jeder Tag bietet enorm viele Gelegenheiten dazu.

### *Meditation*

Wir gehen gedanklich von einem Mitmenschen zum anderen und verweilen ein bisschen bei jedem. Wir sehen seine guten Eigenschaften und seine Stärken und senden ihm gute Gedanken. Jede aufsteigende Beurteilung wandeln wir sofort in Wohlwollen und Güte um.

*Mantra*

*Im meinem Herzen seien Frieden,*
*Wohlwollen und Güte.*

## *Mudra*

Bei beiden Händen liegt die Zeigefingerkuppe auf den Daumenballen und die Spitzen von Daumen, Mittel- und Ringfinger werden aneinander gehalten. Die kleinen Finger sind locker gestreckt und berühren sich. Die Hände werden auf der Höhe des Herzens gehalten. Diese Mudra bringt Ruhe, Entspannung, Kraft und Weite im Herzbereich; und dies ist die Voraussetzung für Offenheit, Großzügigkeit und Toleranz.

## *Tipps für den Alltag*

✓ In Ihrer Gegenwart lassen Sie keinen Tratsch über andere zu – damit zeigen Sie Größe.

✓ Sprechen Sie nur Gutes über Abwesende – etwas findet man immer.

✓ Laden Sie jemanden zu einem Drink ein, der/die seit Kurzem wieder Single ist.

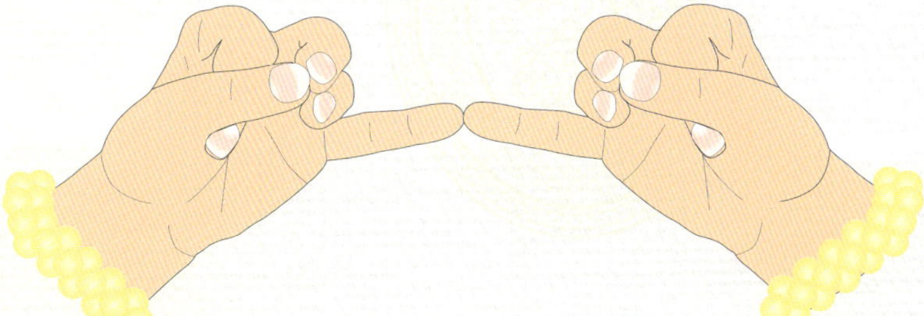

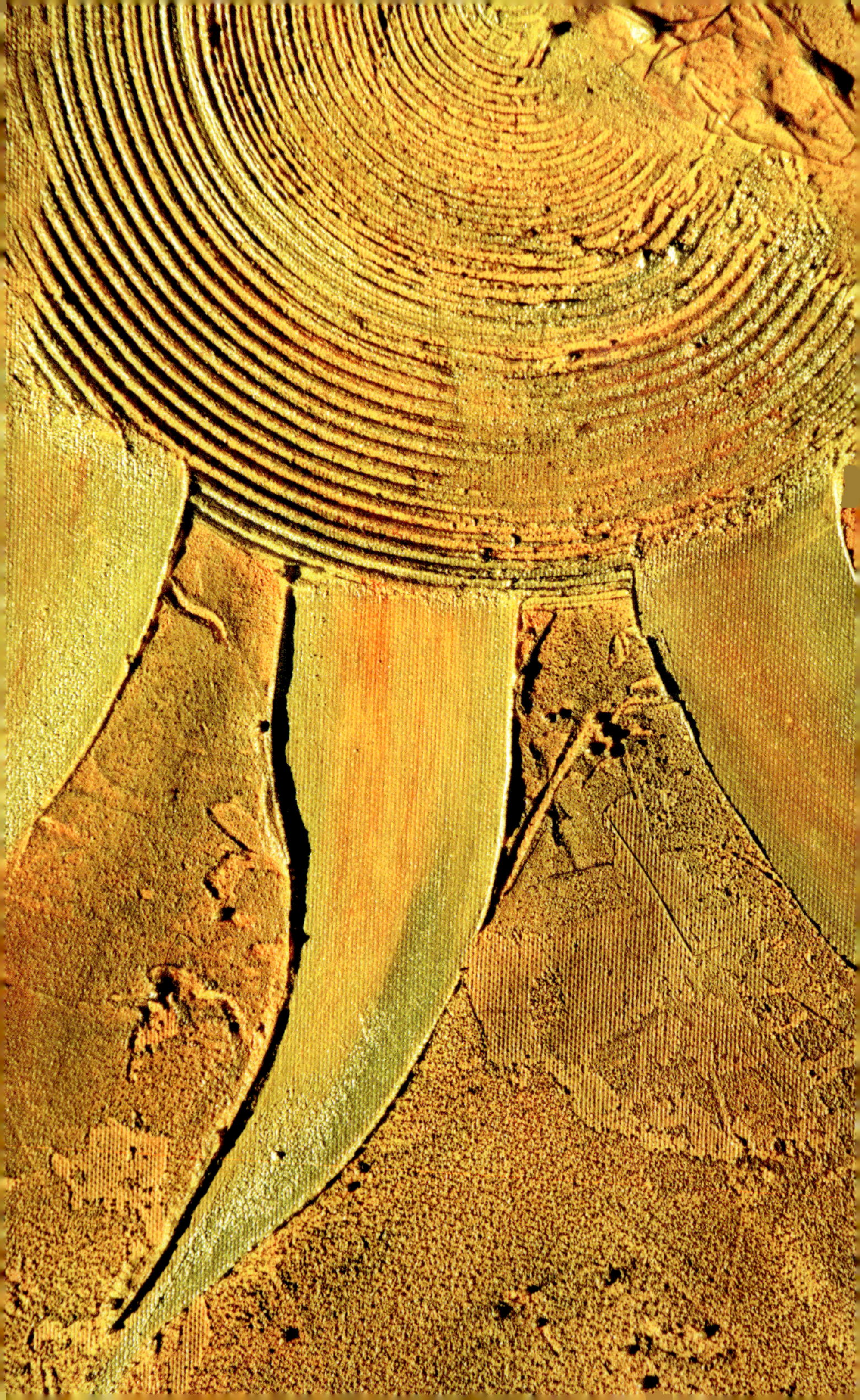

# *Positiver Umgang mit negativen Erfahrungen*

Kürzlich besuchte ich eine Freundin. Wir besprachen zuvor, dass ich abends anreise und bei ihr über Nacht bleibe. Ich freute mich sehr über diese Einladung – aber kaum war das Telefonat beendet, stellten sich bei mir ein Unbehagen und körperliche Symptome ein (Schnupfen, Gliederschwere, Enge im Brustbereich und leichte Übelkeit). Was war passiert? In die Stadt, wo meine Freundin wohnte, war ich zuvor häufiger gereist, um Vorträge zu halten, die mich ziemlich forderten, mir oft regelrecht Bauchschmerzen verursachten und die mich auch nie ganz befriedigten. Es war, als wollte mein Körper verhindern, dass ich wieder in diese Stadt reise. Sollte ich nachgeben – sicher nicht – und so erklärte ich ihm geduldig, dass ich keine Leistung erbringen müsse, sondern nur Freundschaft und interessante Gespräche mich erwarteten. Innerhalb von Minuten waren die Symptome wieder verschwunden. Aber ganz so einfach ging es dann doch nicht, *jeden kommenden Tag* musste ich von Neuem meinen Körper überzeugen, dass nur Gutes und Schönes in dieser Stadt auf mich wartete. Was zeigt uns diese Geschichte?

Schmerzliche Erfahrungen, die durch Situationen und/oder Menschen verursacht werden, gehören zu unserem Leben. Diese werden in unserem Unbewussten gespeichert, und hier wohnt eine Kraft, die verhindern will, dass uns erneut Schmerz zugefügt wird. Wenn wir diese »Hilfeleistung« fraglos akzeptieren, kann uns das immer weiter einschränken und einengen und uns somit viel Freiheit und Lebensfreude kosten. Es lohnt sich, etwas gründlicher über die innere Weigerung nachzudenken und entsprechende Strategien zu planen. Erstens ist es wichtig, dass wir mit Geduld und liebevollem Verständnis, dem Körper – als Ausdruck unseres Unbewussten – wörtlich erklären, worum es geht und warum sein Widerwille unbegründet ist. Zweitens stellen wir uns die kommende Situation möglichst detailliert vor und lassen die positiven Bilder auf uns einwirken.

In der Psychologie kennt man noch eine dritte Methode, wie man Überbleibsel schmerzlicher Erfahrungen loswird und gleichzeitig unsere Vergangenheit neu gestalten kann. Die folgende Meditation zeigt, wie das geht.

### *Meditation*

Sie begeben sich gedanklich in eine Erinnerung, die Sie noch immer schmerzt. Zuerst lassen Sie Bilder zu, wie es damals war; und Sie lassen auch die entsprechenden Gefühle hochkommen. Aber nur kurz – denn nun verändern Sie die Bilder und sehen, wie Sie die Situation ins Positive drehen und als Sieger aus der Situation hervorgehen. Diese Meditation praktizieren Sie jeden Tag – bis die aufkommenden negativen Gefühle abflauen – bis Sie Gleichgültigkeit empfinden – bis es Sie sogar langweilt …

## *Mantra*

*Die Vergangenheit lass ich ruhen, aus der Gegenwart mache ich das Beste und der Zukunft schaue ich zuversichtlich entgegen.*

## *Mudra*

Die Hände liegen locker geöffnet auf den Oberschenkeln, die rechte Handinnenfläche zeigt nach oben und die linke nach unten. Daumen- und Zeigefingerkuppe berühren einander. Die rechte Hand ist offen für das Neue und mit der linken lassen wir Vergangenes los. Die Fingerhaltung weist auf das für uns Wesentliche und Wahre hin, das uns immer bewusst sein soll.

## *Tipps für den Alltag*

✓ Achten Sie des Öfteren auf Ihre körperliche Reaktion, bevor Sie eine Aufgabe angehen.

✓ Treten Sie hin und wieder mit Ihrem Körperbewusstsein in Kontakt – fragen Sie, was es braucht.

✓ Zeigen Sie dem Körper Ihre Wertschätzung.

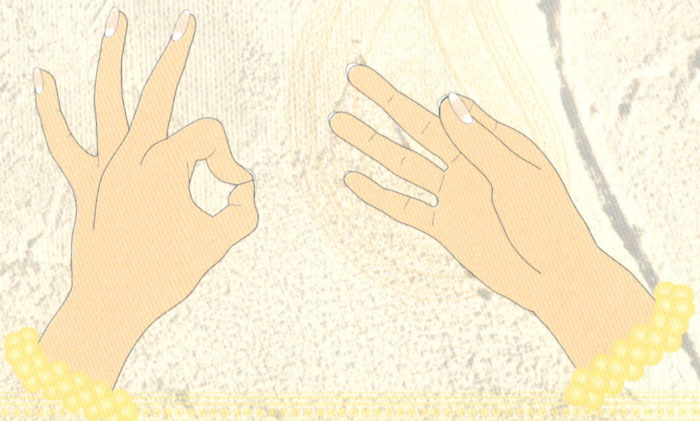

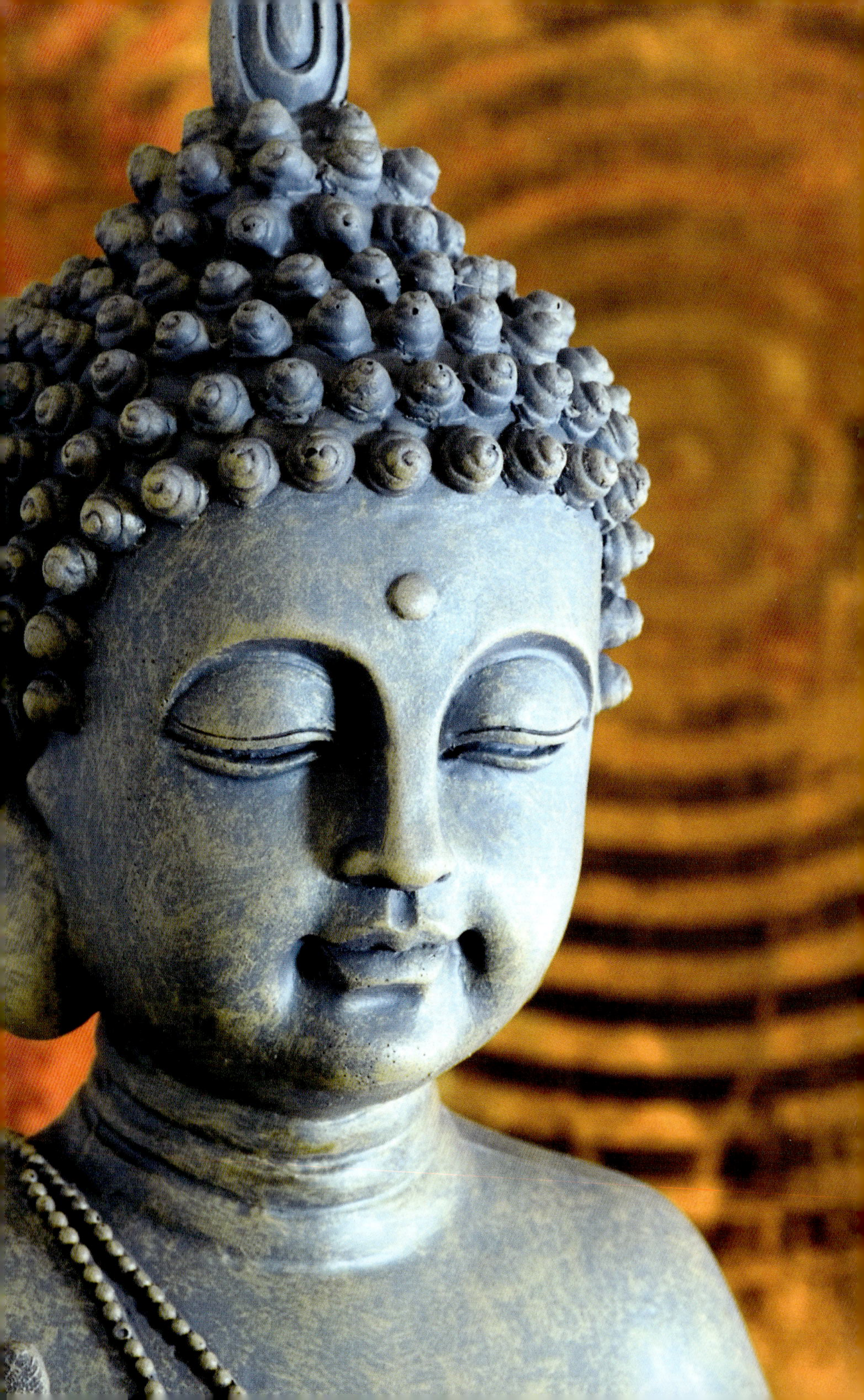

## *Reaktionsmuster neu programmieren*

Wie reagieren wir, wenn jemand uns beleidigt, stresst, überfordert, übergeht oder verletzt? Wir reagieren interessanterweise in jedem Fall ähnlich: Die einen werden stumm und starr, die anderen laut und schrill, die einen preschen nach vorn, die anderen ergreifen die Flucht oder ducken sich, nehmen die Opferhaltung ein und lassen sich alles Mögliche gefallen. All diese Reaktionen bringen nicht weiter, und doch reagieren wir oft so (gottlob nicht immer). Es ist, als würden wir von einem inneren Autopiloten gesteuert. Man weiß heute, dass innere Prägungen, die teilweise aus der Kindheit stammen, noch im Erwachsenenalter die entsprechenden Reaktionen auslösen. Dank dem Mental-Training können wir dies systematisch ändern – siehe die folgende Meditation. Sie braucht etwas Geduld und eine große Portion Beharrlichkeit.

Aber wir können die Sache auch sofort und etwas spielerischer angehen – einen praktischen und einfachen Trick kenne ich aus einem Kultbuch der 70er-Jahre (»Streiten verbindet« von George R. Bach und Peter Wyden):

*A agiert und B reagiert – beide nach ihrem ureigenen Muster und das Auskommen ist somit immer das gleiche. Was geschieht aber, wenn B nicht nach dem gewohnten Muster tanzt – und eben komplett anders reagiert?*

Probieren Sie es aus, es ist interessant und bringt Erstaunliches zutage: A ist verblüfft – verunsichert – vielleicht sogar ein bisschen frustriert – was ist denn jetzt los? – warum macht das verflixte B nicht mit ☺? Es ist, als wäre ein Spiel, das immer nach vorgegebenen Regeln gespielt wurde, unterbrochen und die gewohnte Ordnung zerstört worden. Zuerst entsteht dadurch Unsicherheit und ein bisschen Chaos, aus dem sich aber bald eine neue passendere Ordnung entwickeln kann. Dieser kleine Trick bewirkt zudem, dass man kurz innehält – es entsteht eine Denkpause, die Gelassenheit und Klarheit bringt. Gleichzeitig zeigen wir eine neue Seite von uns – ein Aha-Erlebnis für uns selbst und für alle Beteiligten.

### *Meditation*

Im Mental-Training stellt man sich gedanklich folgende Szenen vor: Sie reagieren in einer erlebten Angelegenheit unüblich, sodass diese sich erstens zu Ihren eigenen Gunsten entwickelt und zweitens alle davon auf lange Sicht profitieren. Drei Wochen lang wird jeden Tag entsprechend meditiert. Wichtig ist, dass das Ergebnis für alle Beteiligten positiv ausfällt – nicht, dass man das Gegenüber zum Opfer macht – denn was wir uns vorstellen, geht immer nach außen wie auch nach innen. Mental kann man verschiedene Varianten von Reaktionen ausprobieren und bald merkt man, welche zum eigenen Typ und zur entsprechenden Situation passt.

## *Mantra*

*Wir alle sind Kinder der einen göttlichen Kraft und Macht – wir sind alle gleichwertig und haben dieselben Rechte.*

## *Mudra*

Bei beiden Händen werden die Daumen an das oberste Gelenk des Mittelfingers gelegt und die Hände liegen locker auf den Oberschenkeln auf. Die Kontaktstelle zwischen Daumen und Mittelfinger entspricht der Kehle und somit wird die Energie des Kehlkopf-Chakras aktiviert. Wie wir uns stimmlich ausdrücken, wird weitgehend von diesem Chakra aus bestimmt.

## *Tipps für den Alltag*

✓ Gleich ausprobieren: Sie reagieren *anders,* wenn jemand etwas von Ihnen haben möchte oder wenn jemand etwas sagt, was Sie nicht hören wollen.

✓ Sie fragen anders als gewohnt, wenn Sie von jemandem etwas haben wollen.

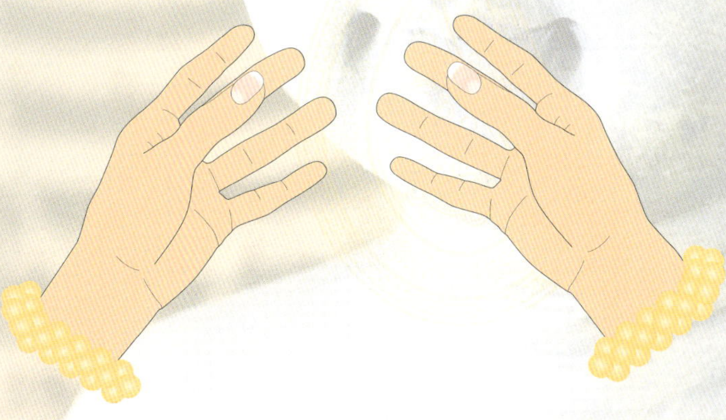

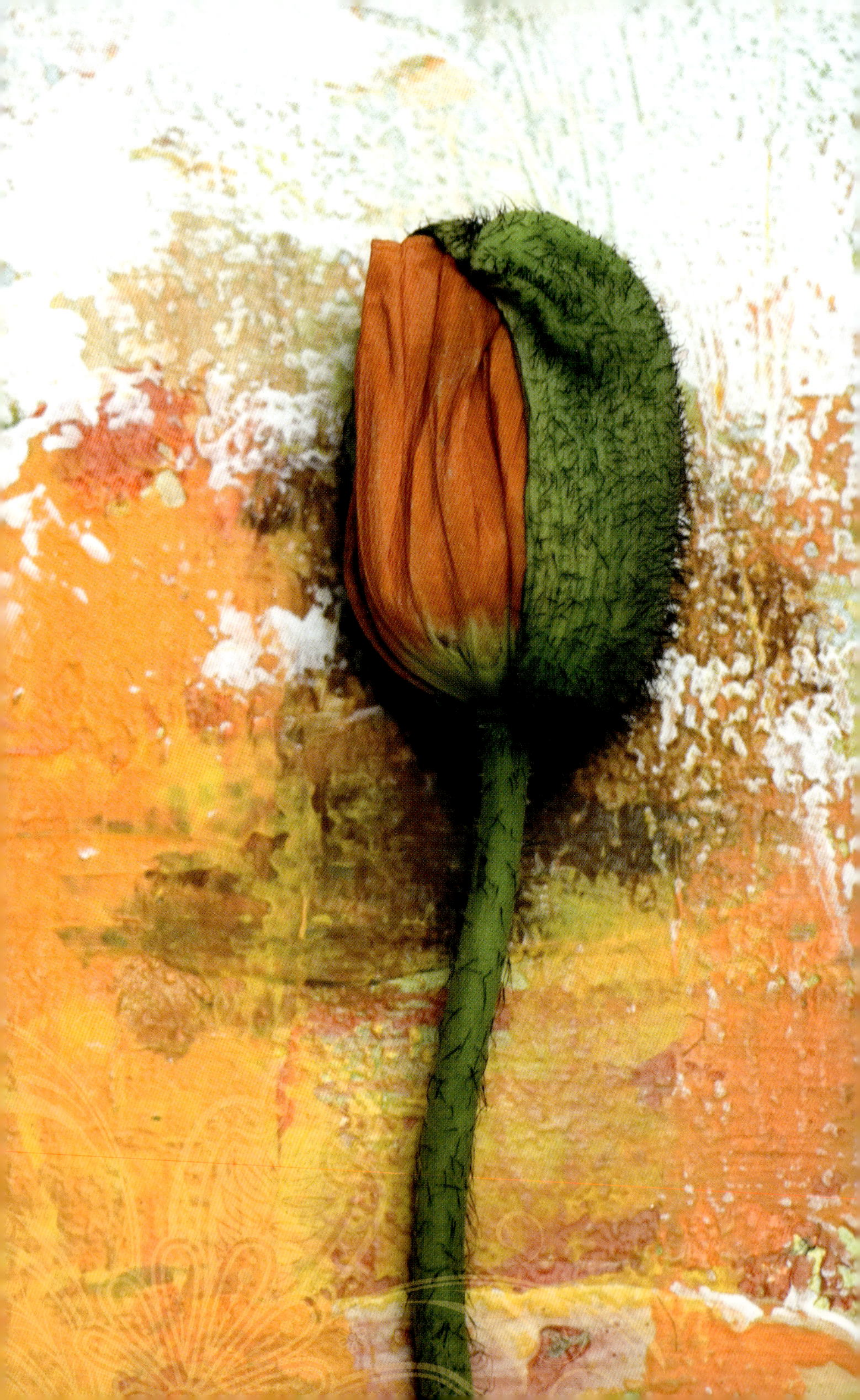

# *Der Schönheit frönen*

Eine Woche lang jeden Tag ein bisschen der Schönheit frönen! Egal wie unsere Umstände zurzeit aussehen, wir können uns trotzdem auf das Schöne einlassen und unsere Sinne tanzen lassen. Wir können uns mit Schönem beschäftigen und umgeben und Schönes kreieren – ohne Extra-Ausgaben und mit kleinstem Zeitaufwand. Schönheit ist immer auch Luxus und den gönnen wir uns diesmal von ganzem Herzen. Wir bringen vermehrt das Schöne in unser Leben: Einerseits, indem wir *das Schöne rund um uns bewusst wahrnehmen,* andererseits, indem wir *das Schöne suchen,* und drittens, indem wir uns kreativ betätigen und so *dem Schönen etwas nachhelfen.* Wie oft schieben wir den Genuss des bisschen Luxus, den wir uns leisten möchten und könnten, auf die lange Bank, weil wir jetzt doch so viel zu tun haben und unsere Zeit zu kurz ist oder weil es von den Mitmenschen sowieso nicht verstanden würde. Oder wir meinen, uns fehle das Geld. Durch meinen Beruf lernte ich früher sehr einfache Leute kennen, und diese lehrten mich, dass Schönheit in Kleidung, Essenskultur, Haus und Heim wenig mit Zeit- und Geld-Haben oder Bildung zu tun hat, aber sehr viel mit der inneren Einstellung, der Wertschätzung uns selbst und den Dingen rund um uns gegenüber und auch mit dem uns angeborenen Sinn für das Schöne. Uns sollte bewusst sein: Ob wir unglücklich oder glücklich sind, hängt weitgehend von unserer Denkweise ab. Es sind die Gedanken, die wir auf das Gute und Schöne ausrichten – oder auf das Gegenteil – und die in uns die entsprechenden Gefühle erzeugen und damit auch unsere Stimmung modellieren.

Suchen und finden Sie immer wieder das Schöne in allem – lassen Sie sich vom Schönen betören – gönnen Sie sich ein bisschen Luxus – Sie sind ein König, eine Königin, für die nur das Schönste und Beste gut genug ist ☺!

## *Meditation*

Sie stellen sich vor, an einem wunderschönen Ort zu sein (in einem Park, am Meer, in den Bergen …) – es ist Ihr innerer Kraftort. Mit all Ihren Sinnen – riechen – schmecken – hören – sehen – tasten – lassen Sie sich auf dessen Schönheit ein und tanken dabei neue Kraft für Körper, Geist und Seele.

## *Mantra*

*Die Blumen sind das Lächeln Gottes.*

## *Mudra*

Bei beiden Händen Ringfinger- und Daumenkuppen aneinander halten und die Hände locker auf den Oberschenkeln auflegen. Vom Daumen fließt die Energie in den Ringfinger und dieser entspricht dem zweiten Chakra, das den Sinn für die Schönheit und die Kreativität in sich birgt.

## *Tipps für den Alltag*

✓ Bei einer Audienz vor dem Spiegel erkennen und loben Sie, was an Ihrem Körper schön ist.

✓ Sie genehmigen sich ein Schönheitsbad.

✓ Kleiden Sie sich besonders sorgfältig – ohne besonderen Grund.

✓ Die Wohnung schmücken macht Freude.

✓ Kreieren Sie neue Tischdekorationen.

✓ Sie bereiten ein »schönes Essen« zu und laden liebe Gäste ein.

✓ Das Thema »Schönheit« wird mit anderen diskutiert (beispielsweise: Was ist der Unterschied zwischen Kunst und Kitsch?).

✓ Wandern Sie in Gottes schöner Natur.

✓ Gehen Sie auf Foto-Jagd und lassen Sie sich dabei auf das Schöne im Kleinsten wie auch im Großen ein.

✓ Sie besuchen eine Kunstausstellung.

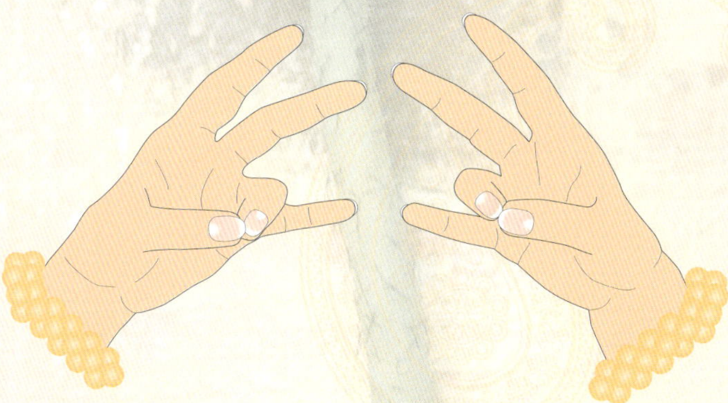

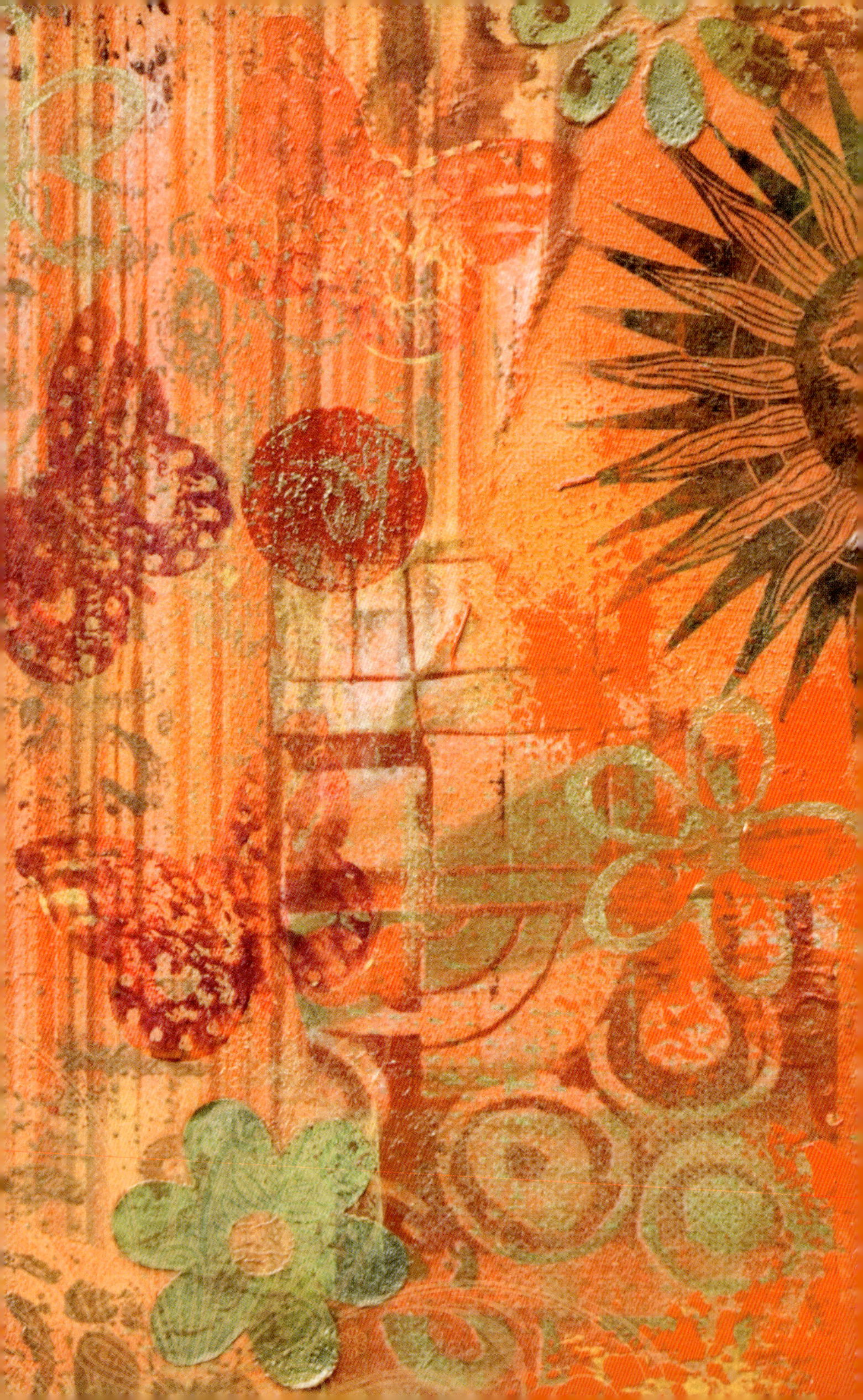

# *Im Zauber der Wunschfee*

In den letzten drei Wochen sind gleich drei meiner Wünsche wie durch ein Wunder in Erfüllung gegangen – ich bin überglücklich.

Schon seit fast 40 Jahren setze ich mir immer wieder bewusst Ziele und damit sind selbstverständlich entsprechende Wünsche verbunden – die meistens in Erfüllung gehen ☺ – aber nicht alle ☹. Ich denke, beides gehört zum Leben und es ist auch gut so. Den einen der erfüllten Wünsche hegte ich vor etwa 20 Jahren, den anderen vor etwa 5 Jahren und den dritten erst kürzlich. Die älteren Wünsche hatte ich schon vor Langem mit einem lachenden und weinenden Auge dem Göttlichen überlassen – weil ich dachte: »Es musste wohl nicht sein und so sei es.« Darum ist meine Freude über die Erfüllung nun doppelt so groß. Was in den letzten Wochen geschehen ist, stimmt mich auch nachdenklich und zeigt mir, wie wichtig das Wünschen ist; und wie wichtig es ist zu wissen, was wir genau erstreben. Oft hegen wir Wunschgedanken (bewusst oder auch unbewusst), die für uns nicht gut sind oder uns sogar Schmerzen bringen im seelisch-geistigen oder auch im körperlichen Bereich. Darum ist es nötig, dass man sich von Zeit zu Zeit ganz konkret mit seinen Wünschen befasst. Einerseits, indem man negativen Wünschen auf die Schliche kommt und diese rigoros ausrottet, und andererseits, indem man die anderen genauer unter die Lupe nimmt und sich fragt, ob uns deren Erfüllung wirklich glücklich macht.

Wir alle sollten Wünsche und Ziele haben, denn sonst drehen wir uns im Kreise und wir behindern dadurch unsere spirituelle Entwicklung. Es gibt Wünsche in Bezug auf unsere Finanzen, Beruf und Arbeitsalltag, Partnerschaft, Familie, Management, auf die eigenen Charaktereigenschaften, Social-Life, Spiritualität … Es ist auch egal, wie jung oder wie alt man ist, Wünsche sollten gehegt und gepflegt werden; und wenn sie auch gleich noch das Wohlergehen der Mitmenschen mit einbeziehen, sind sie besonders kostbar.

Im Sommer an einem lauschigen Plätzchen sitzen – ein bisschen Tagträumen und über seine Wünsche nachsinnen – das ist doch purer Genuss!

## *Meditation*

Sie nehmen sich einen Ihrer Wünsche vor und erleben im Geiste, wie er in Erfüllung geht und welche Emotionen in Ihnen dabei ausgelöst werden. Sie schwelgen in Ihrer Freude, die Sie dabei empfinden und teilen sie gedanklich mit Ihrer Familie und guten Freunden.

## *Mantra*

*Mein Herz ist voller Dankbarkeit und Freude.*

## *Mudra*

Bei beiden Händen Daumen-, Zeigefinger- und Mittelfingerkuppen aneinander legen – die restlichen Finger sind zur Handmitte hin gebeugt. Die Hände werden so ans Brustbein gelegt. Die Kubera-Mudra ist dem indischen Gott des Reichtums geweiht. Wie reich und glücklich wir tatsächlich sind, hat nicht viel mit einem fetten Bankkonto oder Ruhm und Ehre zu tun, sondern wie reich und zufrieden wir uns im Herzen fühlen.

## *Tipps für den Alltag*

✓ Mit einem besonderen Ritual senden Sie Ihrem Wunsch eine Einladung.

✓ Sie machen einen Plan für die Festlichkeit, die Sie begehen werden, wenn ein Wunsch in Erfüllung gegangen ist.

✓ Ein erfüllter Wunsch ist wie eine Gabe, die Sie empfangen durften – schon jetzt machen Sie eine Spende oder ein Geschenk, geben etwas weiter.

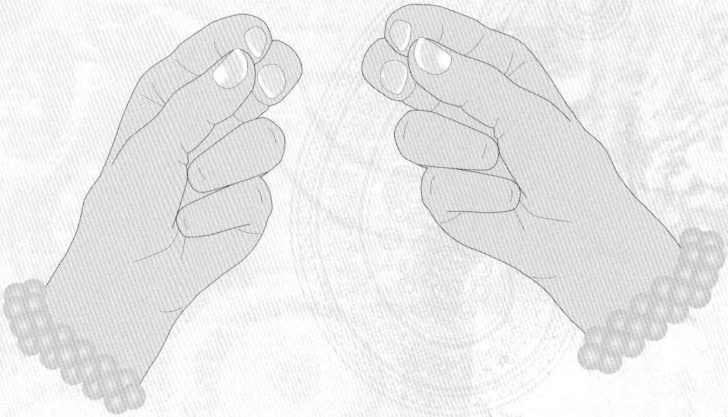

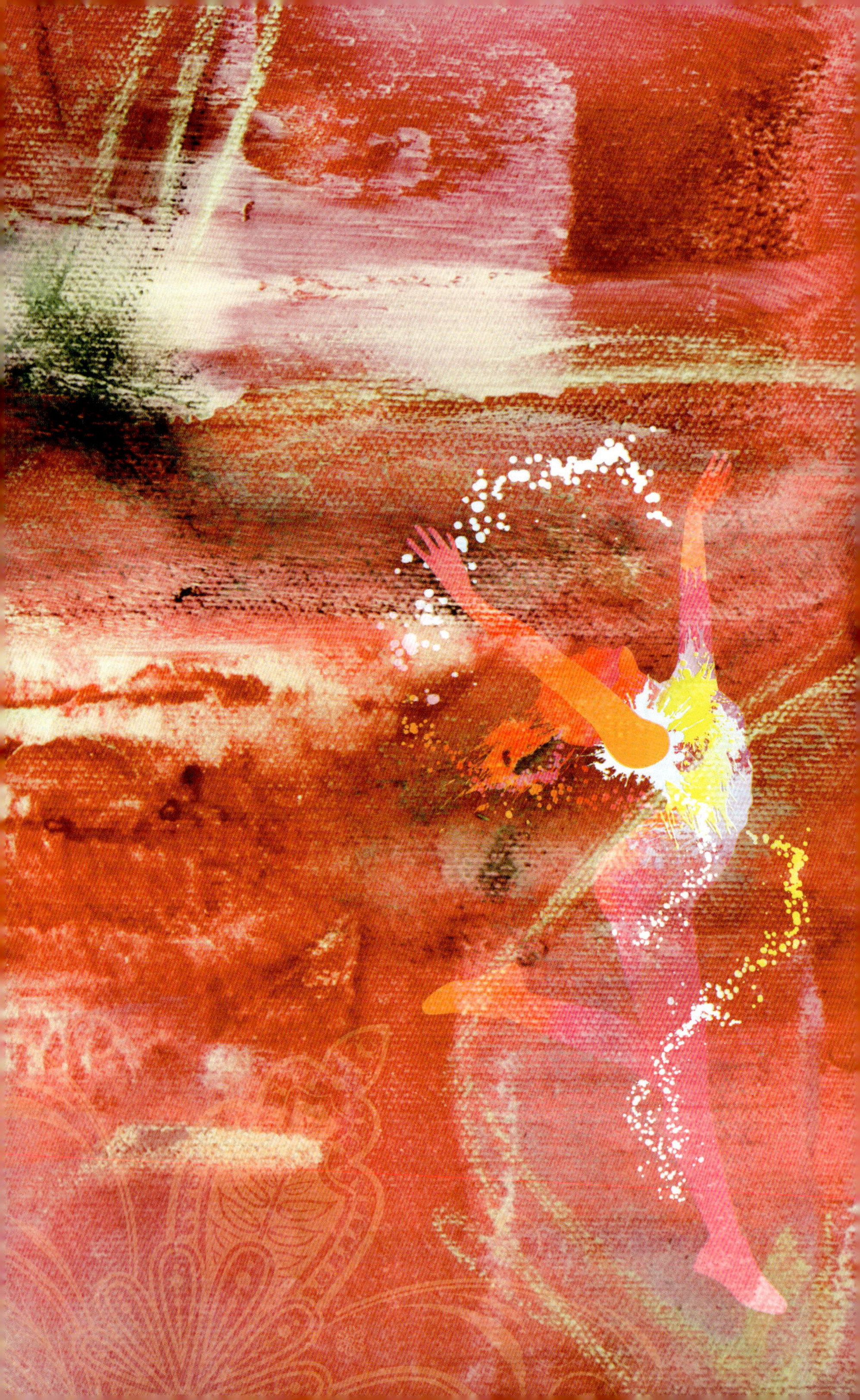

# In Bewegung

*Gesundheit ist nicht alles – aber ohne Gesundheit ist alles nichts.*
*(Quelle unbekannt)*

Wir alle haben ungesunde Gewohnheiten: beim Essen, Schlafzeiten einhalten, zu wenig körperliche Bewegung, zu viele Ortwechsel … Vom einen haben wir zu viel, vom anderen zu wenig oder unsere Vorlieben sind schlicht und einfach ungesund. Oft braucht es nur eine klitzekleine Korrektur unseres Verhaltens und wir erreichen damit viel und das auch noch nachhaltig. So habe ich mich (eine notorische »Couch-Potato«) vor Jahren zu täglichem 10-Minuten-Walking verdonnert, und siehe da, schon bald hatte ich sogar Lust auf mehr und wurde dementsprechend fitter. Um mir den Einstieg zu erleichtern, kaufte ich mir Schuhe mit Klettverschluss, hängte die Jacke griffbereit an den Haken und lud auf mein iPhone antreibenden Rock. So ausgerüstet kam ich ohne großen Aufwand ganz schnell aus dem Haus und wenn ich dann draußen war – machte es mir recht bald sogar Spaß. Dann merkte ich, dass sich dieser Schwung, ausgelöst durch das flotte Marschieren, auf den Alltag übertrug; und ich staunte, wie sehr sich mein Wohlbefinden veränderte und damit auch mein Leben. Dies ist nur ein Beispiel – es könnte auch sein, dass Sie im Gegenteil zu viel Bewegung haben beziehungsweise dauernd angetrieben sind, zu viele Verpflichtungen (mit gutem Willen lassen sich diese reduzieren), zu viel Sport, zu viele Reisen, zu viele Partys … Wir müssen auch bedenken, dass wir unseren Lebensstil immer wieder dem Alter und der momentanen Situation anpassen sollten und darum ist es wichtig, ihn mindestens einmal pro Jahr zu hinterfragen.

Was schadet meiner Gesundheit? Wo könnte ich mit wenig Aufwand etwas für meine Gesundheit tun? Wie könnte ich mein Vorhaben lustbetont gestalten? Schon rein das Nachsinnen über all diese Fragen ist der erste Schritt. Und dann: sich lieber nur wenig vornehmen, aber dies dann durchziehen – das führt zum Erfolg.

## *Meditation*

Ganz einfach: Gedanklich kreieren Sie Szenen, in denen Sie sich gesund und glücklich sehen und gesund und glücklich fühlen. Sie fühlen sich fit, sind voller Kraft, geistig frisch, ruhig und ausgeglichen. Sie fühlen sich zudem zuversichtlich, was das Leben für Sie in naher und ferner Zukunft betrifft, und neugierig, was es bringen mag.

Es kann sein, dass Sie sich mit diesen Bildern vorerst etwas schwer tun, besonders dann, wenn Sie nicht in Topform sind – bleiben Sie aber trotzdem dran – in wenigen Tagen geht es besser. Für Ihre Gesundheit ist diese Imagination von größtem Wert, damit mobilisieren Sie Ihre inneren Heilkräfte.

## *Mantra*

*Ich sende ein Lächeln in jede Körperzelle –*
*ein Lächeln voller Lob und Dank.*

## *Mudra*

Bei der rechten Hand legen Sie die Kuppen von Mittelfinger und Daumen und bei der linken Hand die Kuppen von Ringfinger und Daumen aneinander. Die Hände halten Sie vorerst vor dem Solarplexus und wenn Sie ermüden, legen Sie sie auf die Oberschenkel. Diese Mudra gleicht die inneren Energien aus und wirkt jedem Zuviel oder Zuwenig entgegen.

## *Tipps für den Alltag*

✓ Lachen ist gesund: Gönnen Sie sich eine Kabarettnummer, eine Komödie, ein humorvolles Buch oder ein bisschen Lach-Yoga.

✓ Singen ist gesund: unter der Dusche, im Auto, bei der Hausarbeit – jeden Tag mehrmals.

✓ Tanzen ist gesund: Wo wird diese Woche getanzt? Den Abend reservieren Sie sofort!

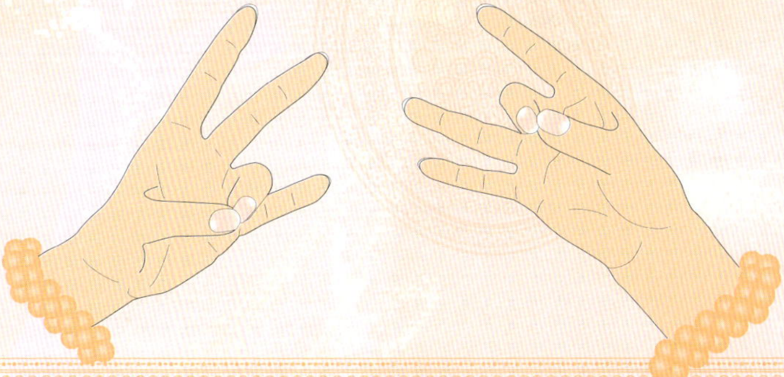

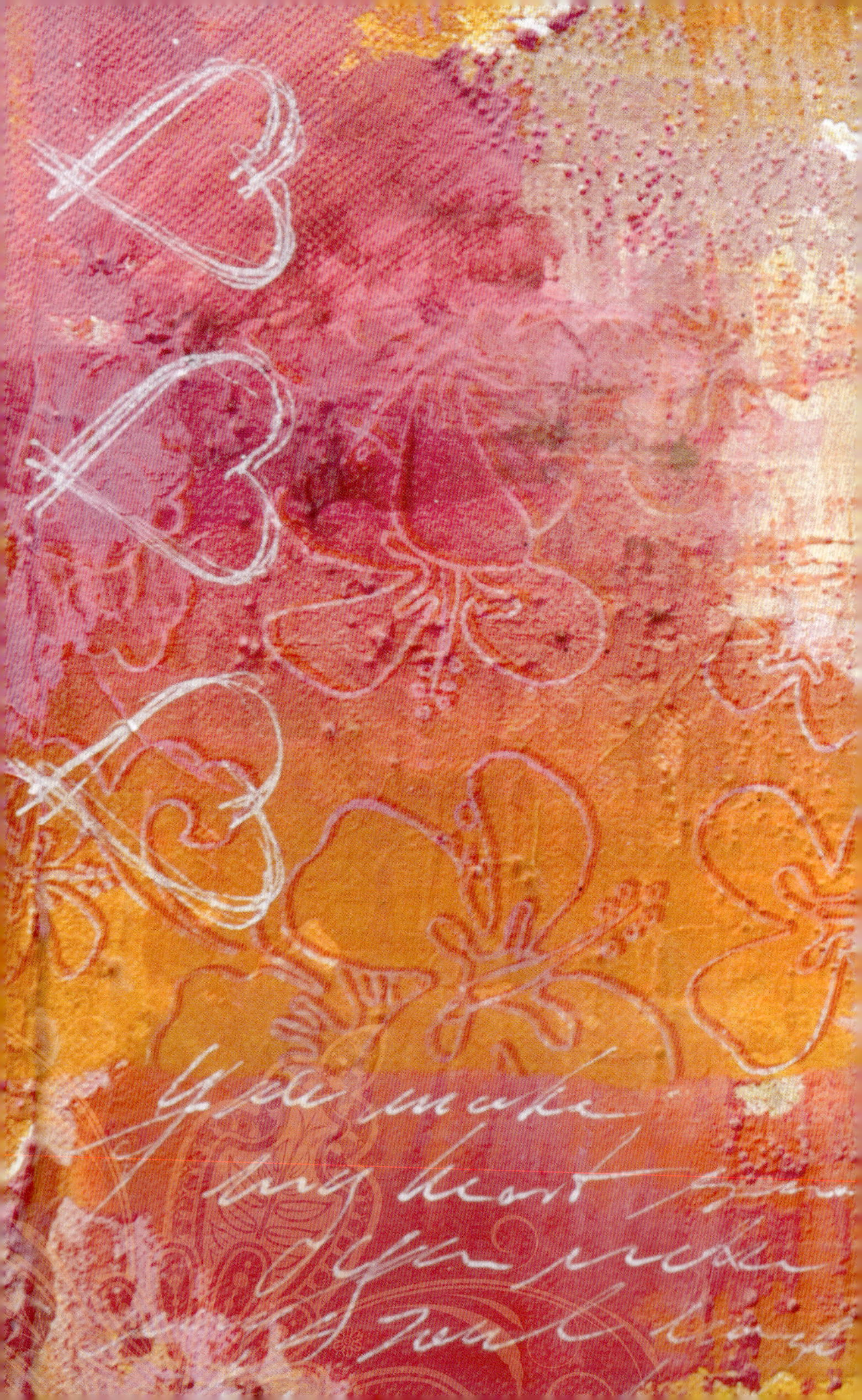
you make
my heart
you make

# Magische Worte

Hin und wieder besuche ich eine ältere Dame im Altenheim, die trotz großer Familie viel allein ist und sich oft verloren und einsam fühlt. Als ich letzthin mit einem ihrer Söhne redete, klagte er mir, wie es seine Mutter durch giftige Bemerkungen immer wieder schaffe, Menschen aus der Familie, aus dem Freundeskreis oder Mitbewohner aus dem Heim zu verletzen, und deshalb haben sich die meisten von ihr zurückgezogen. Aber Worte wie Giftpfeile schleudern nicht nur alte Damen: Letzthin hörte ich, wie eine junge Frau ihren Begleiter mit giftigen Worten zur »Schnecke« machte; oder ich bekam unfreiwillig mit, wie in einem Streit zwischen zwei Buben der eine so verletzend war – dass mir für seinen Spielkameraden das Herz schmerzte. Worte können tiefe Wunden schlagen, aber Worte können auch das Gegenteil bewirken.

*Worte wie Gift oder wie Balsam!*

Wir sollten einerseits etwas mehr auf unsere Sprache achten und andererseits unsere Worte häufiger einsetzen, um den Menschen Mut und Freude zu machen. Je nachdem, was wir sagen und wie wir es sagen – mit Worten bringen wir viel Gutes in die Welt. Wir heucheln nicht, wenn wir hin und wieder ein Lob und/oder Dank aussprechen für etwas, das ansonsten als selbstverständlich betrachtet wird. Wie oft bewundern wir jemanden für seinen guten Geschmack bei Kleidung oder im Wohnen – und wir sagen nichts. Oder wir erkennen eine besondere Leistung des anderen an, ohne dass wir es zeigen. Sogar der Neid sei versteckte Anerkennung, heißt es. Nur mit einigen wenigen guten und anerkennenden Worten können wir viel Goodwill schaffen, und die Herzen der Mitmenschen fliegen uns zu. Selbstverständlich sollten unsere Aussagen nicht unehrlich, schmeichelnd oder gar berechnend sein – sie sollten aus unserem Herzen kommen. Kann das so schwer sein ☺?

Wir können auch uns selbst durch Beschimpfungen weh tun oder im Gegenteil, uns durch gute Worte aufrichten, beruhigen oder motivieren. Wie sprechen wir mit uns selbst? Wie sprechen wir mit und über unseren Körper? Wie gehen wir mit uns selbst um, wenn wir nicht ganz so funktionieren, wie wir es gerne hätten? Schimpfen kann erleichternd wirken und uns kurzfristig gut tun – aber eben nur kurz. Zeigen wir uns selbst immer wieder unser Wohlwollen – je mehr wir es zeigen, umso mehr wird es sich zeigen. Mit Güte, Wohlwollen und Toleranz wendet sich in unserer Welt vieles zum Guten.

## *Meditation*

Sie begegnen im Geiste Ihrem Engel oder einem Symbol, das für das Göttliche steht, und lauschen seinen Worten zu den drei gestellten Fragen:

Welche Worte sollte ich vermehrt verwenden?
Was ist an mir besonders schön und lobenswert?
Was sind meine speziellen Charakterstärken?

## *Mantra*

*Meine Worte lindern, trösten und motivieren.*

## *Mudra*

Die Daumenkuppen werden seitlich der Mittelfinger an das dritte, oberste Gelenk gehalten und die Ring- (Kommunikation) und kleinen Fingerkuppen beider Hände (Liebe und Güte) liegen aneinander, die Zeigefinger werden leicht nach innen gebeugt. Die Hände liegen locker auf den Oberschenkeln auf. Die Daumen liegen somit an den Reflexzonen des Sprachzentrums und dem fünften Chakra, das für Reinheit und Lauterkeit steht.

## *Tipps für den Alltag*

✓ Legen Sie sich eine ganz persönliche Spruchsammlung an.
✓ Sag es mit Blumen! Kaufen Sie für sich selbst oder für einen Mitmenschen einen Blumenstrauß.
✓ Machen Sie Ihrem Nachbarn ein Kompliment – einfach so.

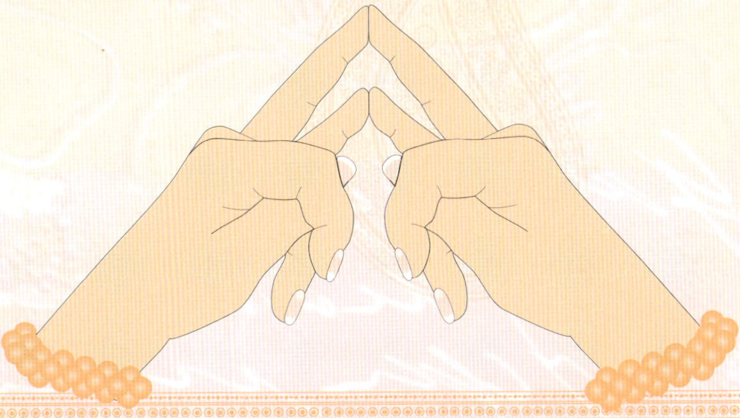

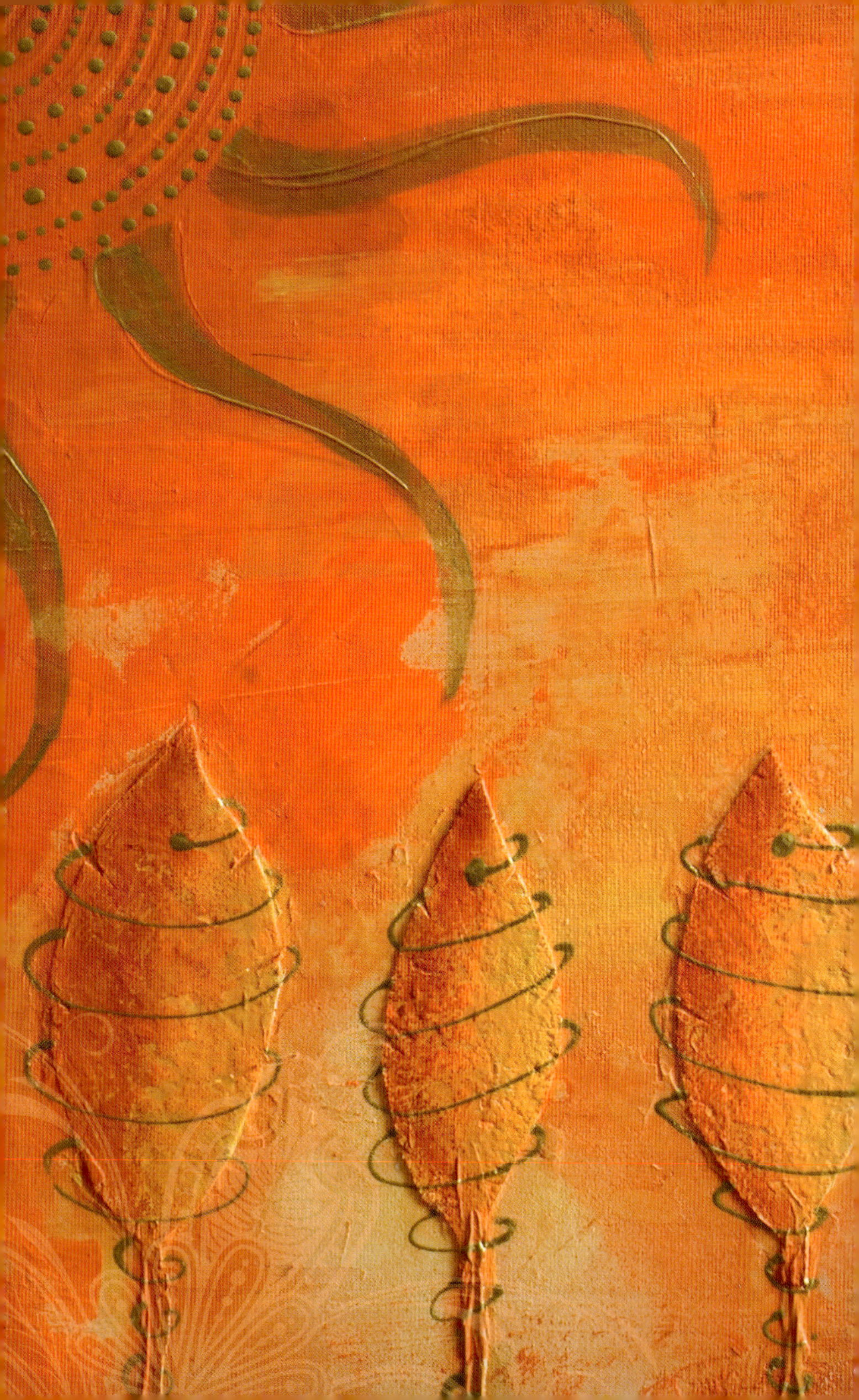

# *Ich bin der Mittelpunkt meines Lebens!*

Es gibt in uns verschiedene Zentren – die immer auch als Mitte oder als Mittelpunkt einer bestimmten Ebene unseres Seins gelten. Man spricht vom göttlichen Funken, der im Herzen der Menschen wohnt und der Mittelpunkt der Seele ist. Die körperliche Mitte befindet sich im Sonnengeflecht und hinter der Stirn befindet sich das sogenannte dritte Auge. Dies ist das Zentrum unserer höheren Erkenntnis und der Erleuchtung. Die Sonne ist das Symbol für unsere körperliche Mitte. Die Sonne in uns und in der Natur weckt das Leben, nährt uns, hebt die Stimmung und schenkt uns damit viel Freude und gute und klare Gedanken. Wir wissen auch, zu viel oder zu wenig Sonne wirkt sich verheerend aus – jegliches Leben geht erbärmlich ein, kommt gar nicht erst zum Keimen oder wird von der Hitze versengt.

Wer sich selbst zu viel und zu oft in den Mittelpunkt stellt, macht sich unbeliebt und baut damit sein eigenes Unglück. Wer aber andere Menschen zum Mittelpunkt des eigenen Lebens macht, wird damit auch nicht glücklich. Der eine wird zum Egoisten und Narzissten, der andere lebt nur für und durch seine Kinder, Enkel, Partner, Eltern oder Arbeitgeber (das ist für alle Betroffenen beengend und belastend). Wieder andere machen Arbeit, Geld, Ruhm und Ehre zum Mittelpunkt und auch dies hat meistens verheerende Folgen – obwohl Geld, Ansehen und Sicherheit durchaus eine beglückende Wirkung haben ☺.

Es geht hier also um das große Sowohl-als-Auch und wie immer um das richtige Maß. Das heißt, wir sollten sehen, dass wir selbst den Mittelpunkt unseres eigenen Lebens einnehmen, und trotzdem für das Wohl unserer Nächsten nicht blind sein. Diesbezüglich die richtige Dosis zu finden ist gar nicht so einfach. – Aber wir haben sieben Tage pro Woche zur Verfügung – um uns tagtäglich von Neuem so zu organisieren, dass wir für uns selbst Raum und Zeit einplanen und ebenso etwas für den Nächsten oder für die Allgemeinheit tun. Sogar Kinder können dazu angehalten werden, tagtäglich eine angemessene Verpflichtung für die Familie zu übernehmen. Genauso wie Menschen in Altenheimen noch etwas für das Wohl der Gemeinschaft beitragen können. Dies gibt allen ein gutes Gefühl der eigenen Wichtigkeit und des gemeinschaftlichen Zusammenhalts.

## *Meditation*

Sie stellen sich einen Ziehbrunnen – einen Wunderbrunnen – in einem wunderschönen Garten vor. Der Brunnen birgt all das, was Sie für ein erfülltes und glückliches Leben benötigen – Kreativität, gute Gedanken und Gefühle (die erwünschten Gedanken und Gefühle sollten Sie benennen), Wohlstand, Erfolg, Anerkennung … Mit jedem Atemzug schöpfen Sie nun aus dem Brunnen von diesem Wunderelixier, trinken einen großen Schluck davon und den Rest verschenken Sie großzügig an Ihre Mitmenschen.

## *Mantra*

*Meine innere Sonne soll strahlen und Gutes bewirken.*

## *Mudra*

Sie umfassen mit der rechten Hand Mittel- und Ringfinger der linken und legen den rechten Damen in die Mitte der linken Hand. Damit stärken Sie Ihre innere Mitte und füllen Ihr Energiereservoir wieder auf.

## *Tipps für den Alltag*

✓ Sie planen jeden Tag etwas extra Zeit für sich selbst ein.
✓ Sie lassen sich ein bisschen Hilfe gefallen – wenn nötig danach fragen.
✓ Sie besuchen oder rufen jemanden an, der/die viel alleine ist.

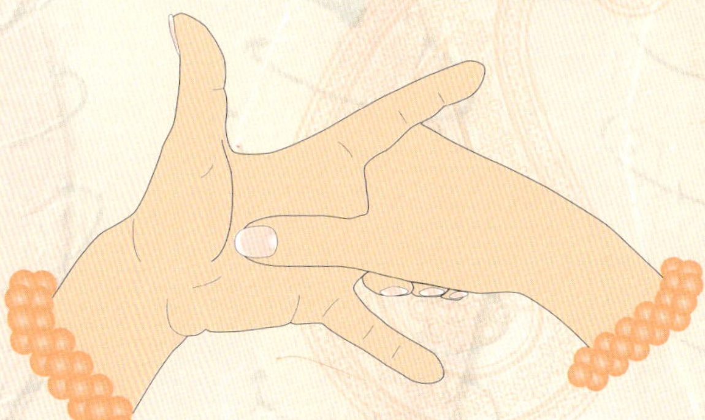

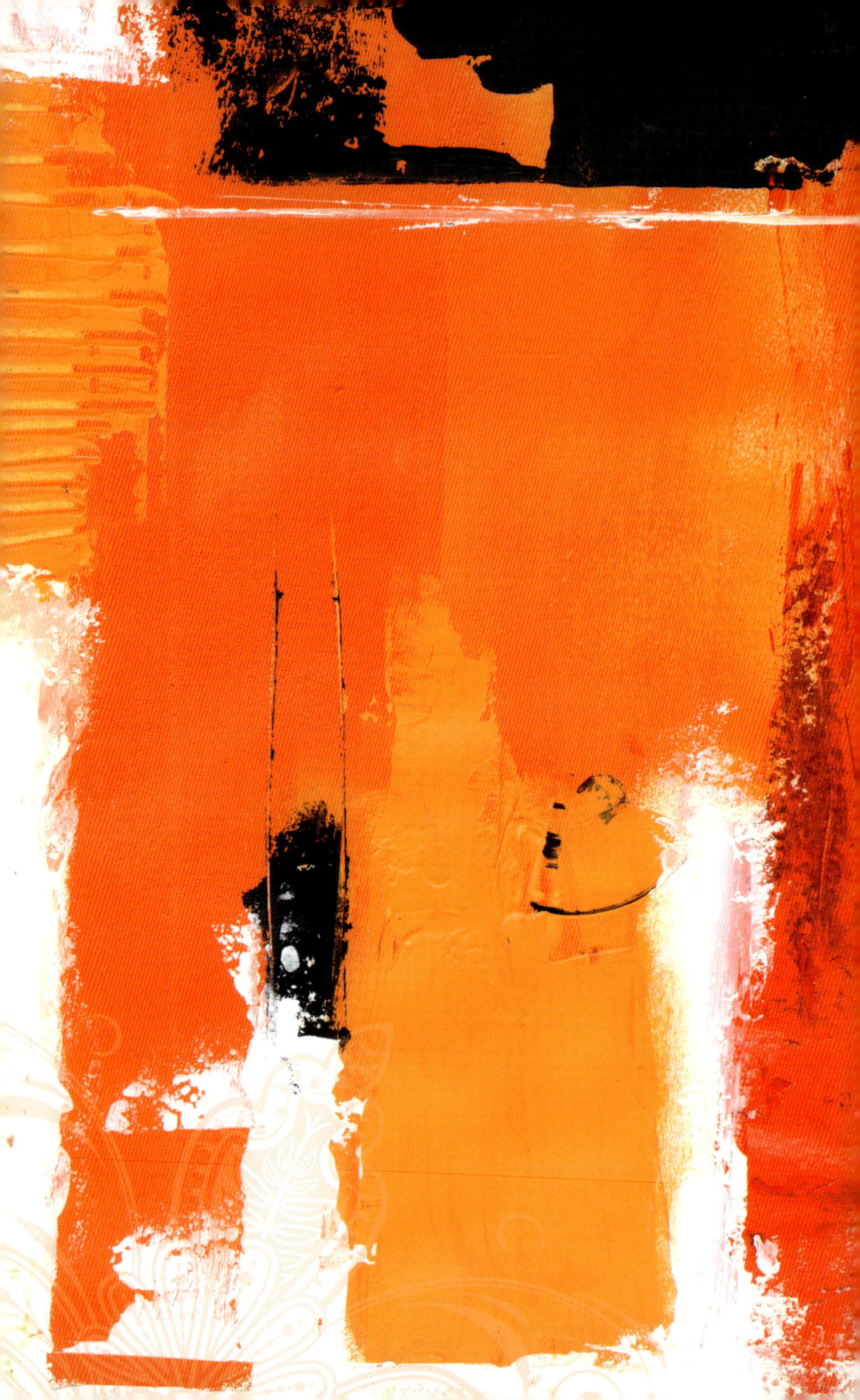

# *Authentisch und glücklich sein*

Gerne lese ich in der NZZ (Neue Zürcher Zeitung) die wöchentlichen Interviews mit Führungskräften von Firmen, die trotz Wirtschaftskrise nachhaltige Erfolge verbuchen können. Die Fragen sind sehr persönlich. Es geht unter anderem darum, ob der Chef seine Schwächen und Fehler zeigen darf und welche Auswirkungen dies hat. All diese erfolgreichen Manager finden es durchweg richtig, dass Schwächen, Fehler und negative Emotionen gezeigt werden und dies dem Ansehen keineswegs schadet. Authentisch sein – das sei die Zauberformel für nachhaltigen Erfolg – privat sowie beruflich.

Frustration, Angst, Wut, Ärger, Aggressionen, Verletzlichkeit … sind Emotionen, die zum Menschsein gehören und die von vielen verleugnet oder total verdrängt werden. Aber Verleugnungen und Verdrängungen sind Energievampire und sie sind der Grund für viele diffuse Schmerzen und Krankheiten. Es ist sehr zermürbend, wenn man sich selbst und anderen etwas vormacht – und man muss noch stets auf der Hut sein, dass der Bluff nicht auffliegt. Authentische Menschen haben eine positive und vertrauenswürdige Ausstrahlung. Man ist gerne mit ihnen zusammen, man hilft ihnen gerne, denn sie sind verständnisvoll, großzügig und hilfsbereit. Sie sind nicht perfekt und stehen zu ihren Fehlern und vielleicht sind es gerade die kleinen Schwächen, die sie besonders liebenswert machen.

Es ist gar nicht so schwer, authentisch zu sein.

- ✓ Gestehen Sie sich selbst Ihre Schwächen und Fehler ein – nur so können Sie sich entsprechend darauf einstellen.
- ✓ Geben Sie durchaus auch anderen gegenüber Fehler zu, damit zeigen Sie Größe.
- ✓ Vergleichen Sie sich so wenig wie möglich mit anderen.
- ✓ Sie akzeptieren sich so, wie Sie sind, und machen das Beste daraus.
- ✓ Sie bestimmen Ihr eigenes Maß und stehen dazu.
- ✓ Bewerten Sie auch andere nicht nach ihren Fehlern und Schwächen.
- ✓ Ein authentischer Mensch setzt sich Ziele und verfolgt diese konsequent – auch wenn da und dort immer wieder Anpassungen nötig sind.

## *Meditation*

Es gibt keine »schlechten« Emotionen, sondern nur unbequeme und schmerzhafte. Jede Emotion hat ihre Berechtigung und wenn wir sie uns eingestehen, beginnt schon der Prozess der Auflösung. Es ist, als würde man auf seinen Schatten zugehen – und er weicht zurück und löst sich ganz auf.

Es gibt sicher eine oder einige Emotionen, die Ihnen zu schaffen machen. Nehmen Sie diese einzeln näher unter die Lupe und überlegen Sie sich, wie Sie am besten mit ihr umgehen.

Danach begeben Sie sich in die Stille und richten die Achtsamkeit auf den Atem.

## *Mantra*

*Ich bin so, wie ich bin, liebe mich so, wie ich bin,*
*und mache das Beste daraus.*

## *Mudra*

Sie legen Daumen- und Zeigefingerspitzen aneinander wie zwei ineinandergreifende Ringe und halten die Hände auf Höhe der Körpermitte. Diese Mudra weist auf unsere Ganzheitlichkeit hin. Wenn wir all unsere Facetten akzeptieren, schöpfen wir daraus die Kraft der Gelassenheit und Weisheit.

## *Tipps für den Alltag*

✓ Besprechen Sie mit einer Vertrauten eine Ihrer unbequemen Emotionen und suchen Sie gemeinsam danach, wie Sie am besten damit umgehen.

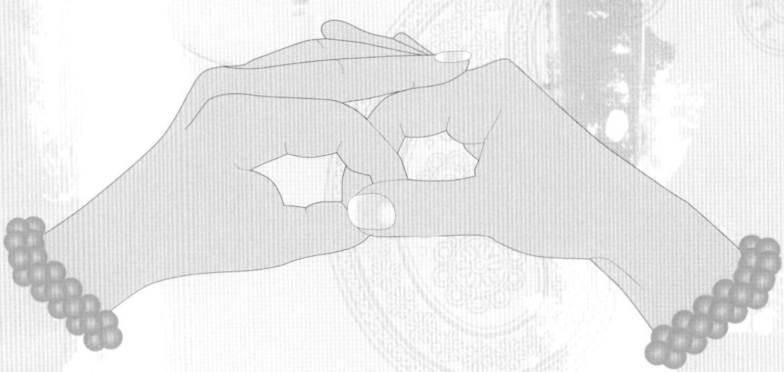

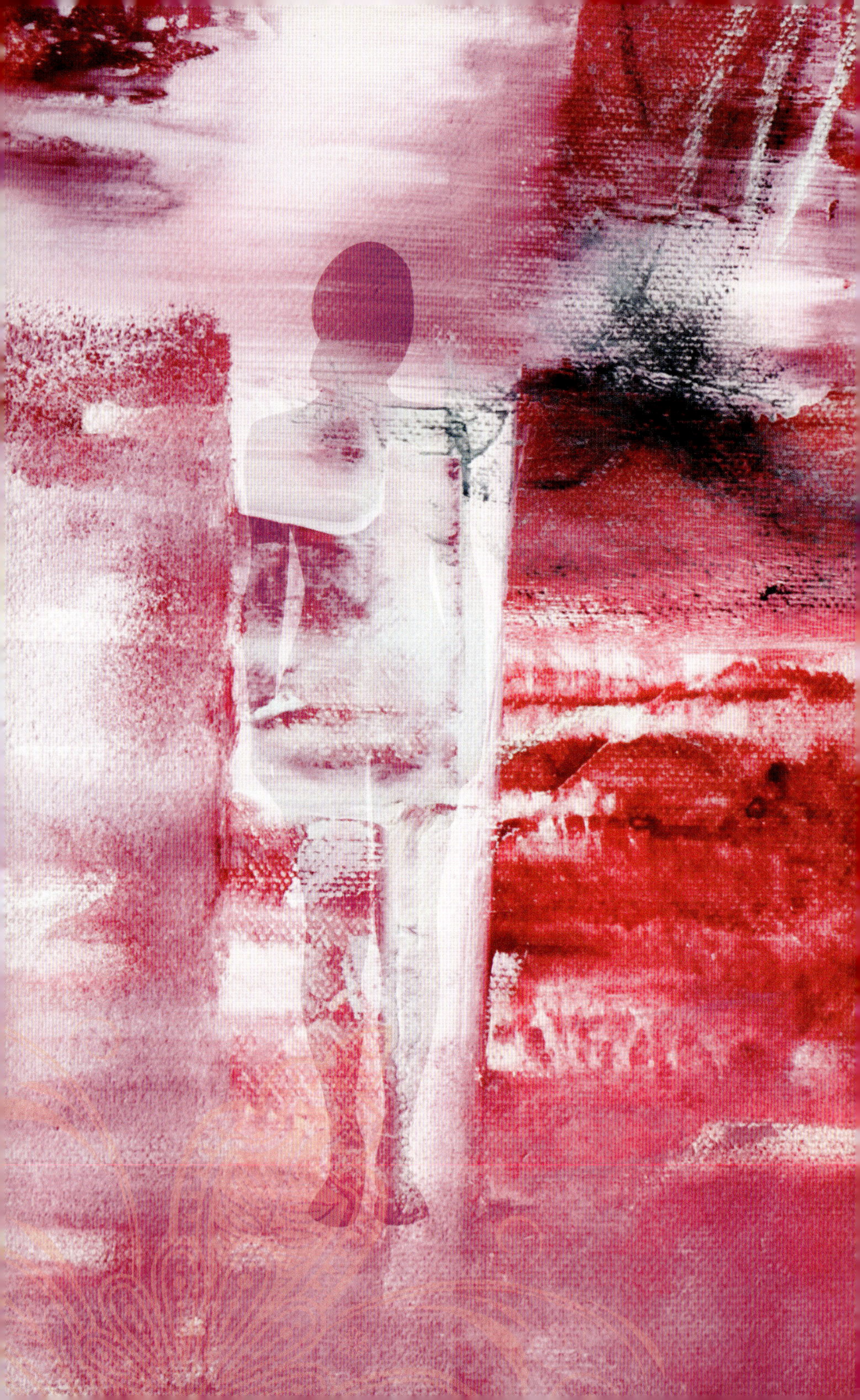

## *Auf die Haltung kommt es an …*

Unsere Gedanken und Gefühle widerspiegeln sich in unserer Haltung oder andersherum, unsere Haltung beeinflusst unsere Gedanken und Gefühle. Dieses Thema aus dem Yoga ließ mich schon vor vielen Jahren aufhorchen, als Elisabeth Haich, die damals weit über 80 Jahre alt war und während eines Vortrags kräftig mit dem Fuß stampfte, die Arme hochwarf und schimpfte: »Die Leute sind ihre eigenen schlimmsten Feinde und tun sich selbst Böses an, wenn sie zulassen, gekrümmt und mit hängenden Schultern zu sitzen oder zu stehen, oder zaudernd, tappend durchs Leben gehen.« Blitzschnell setzte sich die ganze Gruppe aufrecht hin und wir alle wurden gleich einige Zentimeter größer ☺. Oft denke ich noch heute an Elisabeth Haich, wenn ich gemütlich in einem Straßencafé sitze und die Menschen betrachte, die an mir vorbei gehen. Viele gehen mit gebeugtem Kopf und halten den Blick auf den Boden gerichtet, die einen hetzen, die anderen gehen mit schleppenden Schritten … Und wie wird gesessen? Wussten Sie, dass ein entspannter, aufrechter Sitz ohne Lehne (die Schultern fallen dabei leicht und entspannt nach hinten) rückenstärkend wirkt? Aus der Psychosomatik weiß man heute, dass nach vorne fallende Schultern drückend auf die Stimmung wirken oder dass eine »arrogante« Haltung tatsächlich aggressiv macht.

Unsere Haltung im Gehen und Sitzen ist weitgehend gewohnheitsbedingt und Gewohnheiten sollte man sich bewusst machen und gegebenenfalls korrigieren. Tun Sie sich also diese Woche etwas besonders Gutes – bestimmen Sie Ihre Haltung im Sitzen und Gehen von Neuem!

## *Meditation*

Heute wollen wir im Gehen meditieren: Die Hände liegen auf dem Bauch, die Schultern sind leicht nach hinten genommen und fallen locker nach unten; der Blick ist geradeaus gerichtet. Sie schreiten bewusst, indem Sie die Füße einzeln abrollen und die Fußsohlen erspüren. Die Achtsamkeit richten Sie auf den Atem und auf die Fußsohlen. Diese Gangart bringt Ruhe, Gelassenheit und Standhaftigkeit und stärkt das Nervensystem. Lassen Sie sich dabei von Ruhe und Harmonie erfüllen.

## *Mantra*

*Aufrecht und offen begegne ich der Liebe,*
*dem Leben und dem Göttlichen.*

## *Mudra*

Sie halten die Hände leicht gespreizt übereinander, dabei ist es egal, ob die linke oder rechte oben liegt. Die Finger zeigen zueinander. Führen Sie die kleinen Finger- und Daumenkuppen aneinander, bis sie seitwärts gestreckt sind. Die Hände so auf den Bauch legen. Diese Mudra unterstützt die Aufrichtung der Wirbelsäule und verbessert den Atem.

## *Tipps für den Alltag*

✓ Sie stellen sich aufrecht und zentriert, mit leicht gebeugten
Beinen und Armen und gerade ausgerichtetem Kopf
hin und spüren in sich – wie fühlt sich das an?
(Ein Qi-Gong-Lehrer meinte dazu, dass dieser Stand
den Pegel der Körperenergie hebt.)

✓ Ein schöner Stein als Reminder am Arbeitsplatz hingestellt
erinnert Sie, eine aufrechte Sitzhaltung
mit leichter Spannung einzunehmen.
Hin und wieder tief einatmen, die Arme weit ausbreiten
– zur Seite – nach oben – nach unten –
dabei die Schultern nach unten und die Schulterblätter
leicht zusammenziehen.

✓ Sie achten beim Gehen darauf, dass Sie den Blick
nach vorn richten, die Schultern entspannt aufgerichtet sind
und Sie mit den Füßen guten Bodenkontakt haben.

✓ Sie räumen in Ihrer Handtasche alles Überflüssige aus oder
noch besser: Sie benutzen wieder vermehrt Ihren Rucksack.

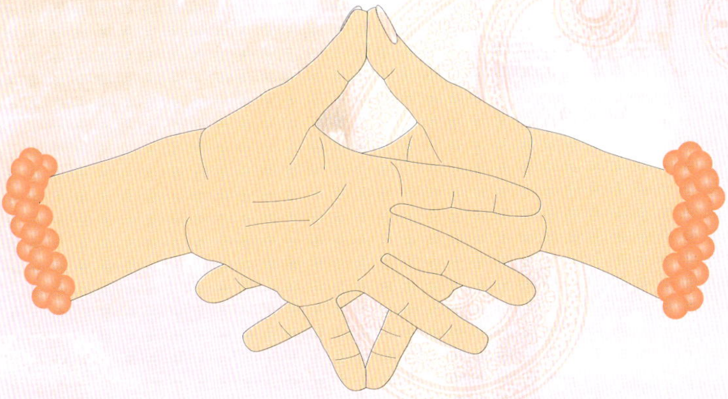

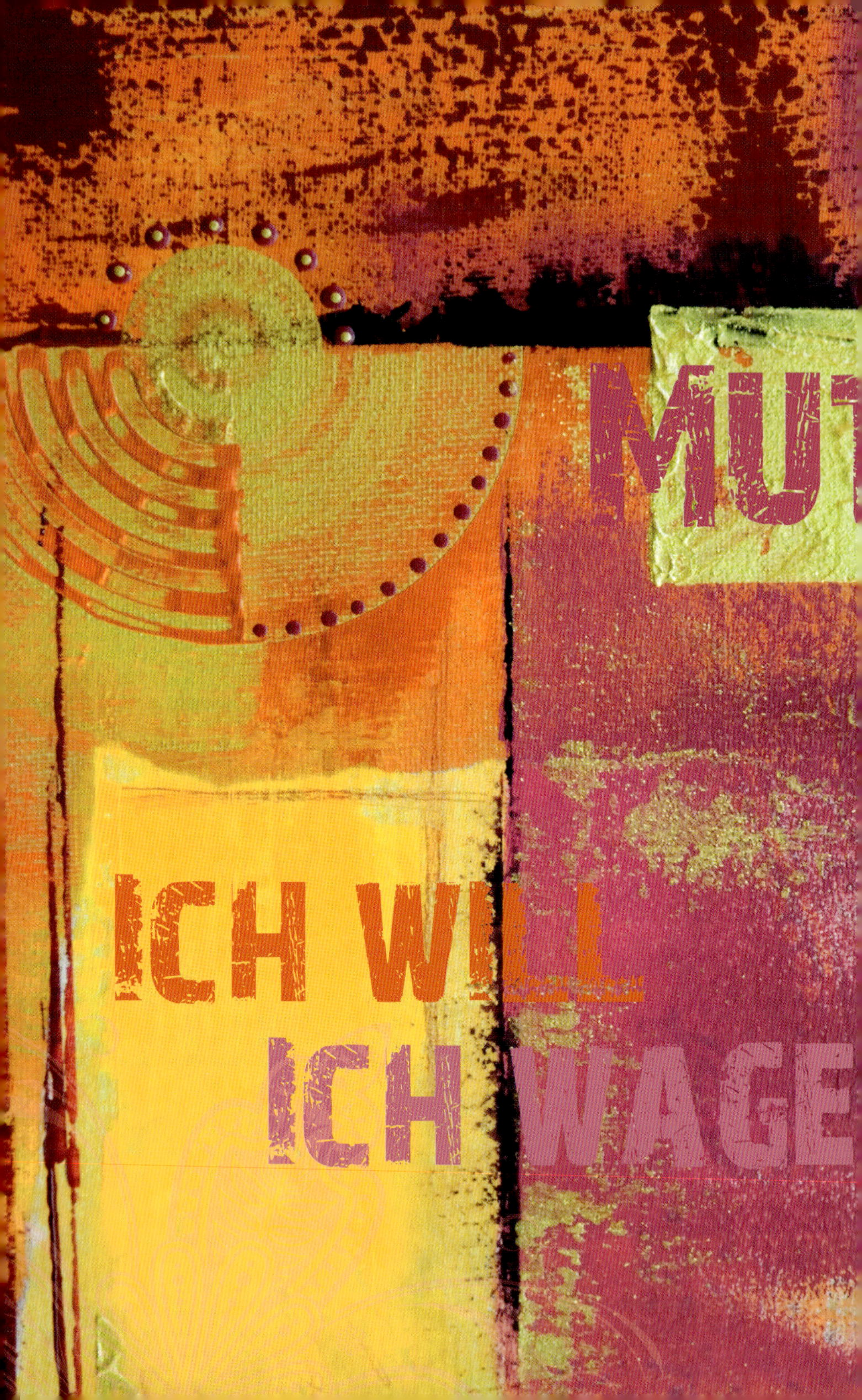
MUT
ICH WILL
ICH WAGE

## *Wer wagt … gewinnt!*

Es sind die kleinen Mutproben im Alltag, die uns immer wieder herausfordern und zu schaffen machen: Ich wage es nicht, Nein zu sagen, über eine Sache zu sprechen, ihm die Stirn zu bieten, für mich einzustehen, dahin zu gehen oder etwas Neues auszuprobieren … Wir haben Angst, dass wir eine Sache verschlimmern, statt verbessern, wenn wir es wagen, sie anzugehen und die leidliche Angelegenheit »auf den Tisch zu bringen«, wie man so sagt. Also lassen wir es lieber sein und leiden still vor uns hin. Aber dann plagt uns die kleine Stimme im Hinterkopf: Vielleicht wäre es doch besser, wenn ich den Mut aufbringen würde, es anzupacken. Ja, wer weiß – wer weiß … wer wagt … gewinnt! Wie weit kann das stimmen? Ich denke, kurzfristig mag das Etwas-Wagen nicht immer erfolgreich sein, aber langfristig werden wir immer auf der Gewinnerseite stehen. Wir bringen mit unserem Wagnis auf alle Fälle etwas ins Rollen – rütteln die Mitbeteiligten ein bisschen auf – und das führt zu einer Veränderung, die immer auch freudige Überraschungen für uns bereithält. Also – auf was warten wir noch?

Wenn wir uns entschlossen haben, das Wagnis einzugehen, dann ist es wichtig zu überlegen, wie wir vorgehen wollen. Sind Mitmenschen daran beteiligt, dann sollten wir niemanden brüskieren oder in die Enge treiben, sondern die Sache so drehen, dass alle damit umgehen können und davon profitieren.

Vielleicht wagen Sie aber auch, einen langgehegten Traum zu verwirklichen. Tun Sie dies auf alle Fälle – wägen Sie vorerst sorgsam ab, wie Sie am besten vorgehen, und dann schreiten Sie zur Tat. Wenn das Vorhaben gelingt, ist Ihr Erfolg offensichtlich, wenn es nicht gelingt, dann verbuchen Sie sicher einen Teilerfolg; und wenn es ganz »in die Hose« geht, dann wissen Sie nun, dass es nicht machbar ist, und Sie vergeuden keine unnötigen Gedanken mehr daran. Gleich um die Ecke warten weitere Abenteuer auf Sie. Auch mir ist nicht immer alles gelungen – es sind aber in letzter Zeit langgehegte und einst fallengelassene Träume doch noch in Erfüllung gegangen. Das Leben ist voller Überraschungen!

### *Meditation*

Eine altbewährte Technik besteht darin, dass man sich vorerst der Angst stellt, die uns vor der Mutprobe überkommt. Man stellt sich dabei das Schlimmste vor, das einem passieren könnte, und dazu eignet sich die Meditation vortrefflich, weil es nur in der Vorstellung passiert. Aber dies ist nur der Anfang, denn nun stellen Sie sich vor, was im drittbesten Falle passiert, im zweitbesten und am Ende im allerbesten Fall. Beenden Sie die Meditation mit positiven Bildern. Und bringen Sie zu Ihrem Mut Ihren Humor ins Spiel – das macht alles leichter!

## *Mantra*

*Dem Mutigen hilft Gott!*
*(»Wilhelm Tell«, Friedrich Schiller)*

## *Mudra*

Sie legen jeweils den Daumen seitlich an das erste unterste Glied des Mittelfingers und ballen die Hände zu Fäusten. Die Hände halten Sie so vor den Solarplexus. Dies ist eine kraftvolle Geste und passt zu Gedanken wie – ich will – ich wag es – ich tu es!

## *Tipps für den Alltag*

✓ Ein Familienmitglied, das gerne nur an sich selbst denkt, bitten Sie um eine Gefälligkeit.

✓ Eine unangenehme, anscheinend unlösbare Angelegenheit stellen Sie mit allen Beteiligten zur Diskussion – man findet immer eine Lösung (oder mindestens eine Teillösung).

✓ Einem ruppigen Zeitgenossen machen Sie ein Kompliment (man findet immer etwas).

✓ Sie ziehen etwas besonders Schickes an.

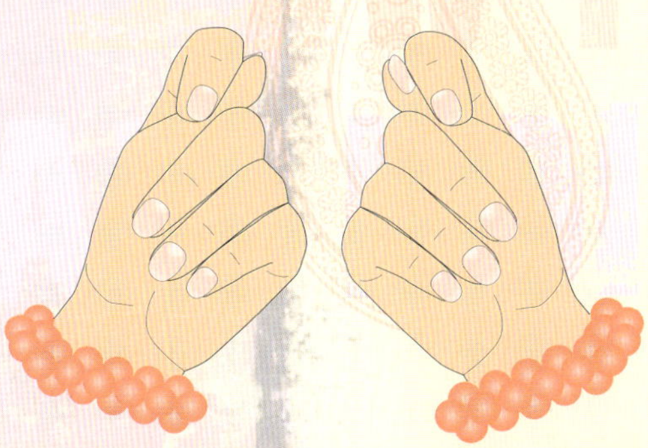

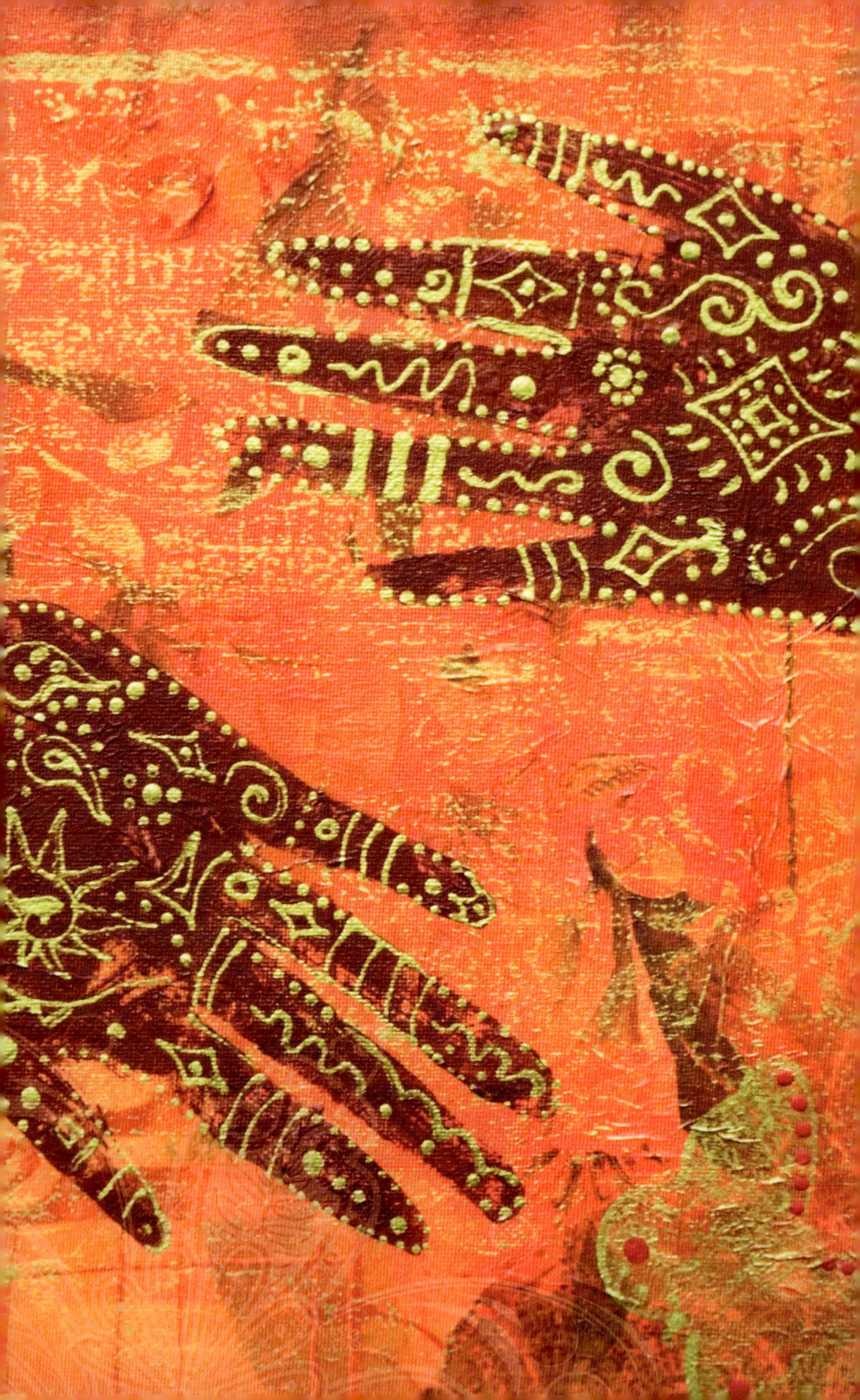

## *Hilf dir selbst …*

*dann hilft dir Gott.*
*(altes Sprichwort)*

Wir alle kennen jemanden, der/die sich gerne helfen lässt und sich hilflos stellt. Dieser Charaktereigenschaft begegnen wir im Kleinkind wie auch in alten Menschen und solchen jeden Alters, das dazwischen liegt. Und oft spielen auch wir ein bisschen auf »hilflos«. Wenn wir aber bedenken, dass wir mit dem Hilfe-Annehmen immer ebenso etwas von unserer Unabhängigkeit, Selbstbestimmung und Selbständigkeit abgeben – dann merken wir: Der Preis ist zu hoch.

Des Weiteren haben Forscher herausgefunden, dass durch alles, was uns fordert und uns gelingt, im Gehirn Glückshormondrüsen angeregt werden. Kennen Sie Menschen, die sich hilflos fühlen, rundum bedient werden und dabei glücklich sind? Ich nicht. Sicher gibt es Menschen, die Betreuung brauchen, aber auch da muss tagtäglich und immer wieder das richtige Maß gefunden werden.

Es gibt auch keinen technischen Idioten – nur Ängstliche, die sich nichts zutrauen. Beispielsweise eine neue Funktion beim iPhone entdecken – ist Freude pur! Oder: Auch wenn wir kein handwerkliches Genie sind, mit gutem Willen kommen wir recht weit und können den Hammer schwingen. Wir alle haben einen Bereich, in dem wir uns gerne ein bisschen helfen lassen und da dürfen wir auch Hilfe annehmen – aber bitte nicht übertreiben ☺!

Es gibt auch Menschen, die keine Hilfe annehmen können und meinen, alles müssten sie selbst tun; und selbstverständlich machen nur sie es richtig und perfekt. Oder wir kennen die Immer-Helfenden, die andere geradezu in die Hilflosigkeit zwingen. Zu welcher Kategorie gehören wir? Wo könnten wir etwas mehr oder etwas weniger tun? Diese Überlegungen wirken enorm entlastend und erleichternd – aber nur wenn Taten folgen ☺.

## *Meditation*

Sie stellen sich zu Beginn folgende Fragen: Was bedeutet für mich Unabhängigkeit und Selbstbestimmung? Was heißt für mich, ein selbständiges Leben führen? (Stellen Sie es sich kurz vor.) Was bedeutet für mich Hilfe zur Selbsthilfe – mir selbst gegenüber und im Umgang mit anderen?

Danach begeben Sie sich in die Stille und richten dabei die Achtsamkeit auf den Atem. Im Laufe der nächsten Zeit werden Sie Antworten erhalten – die Ihnen Klarheit bringen.

## *Mantra*

*Ich tue, was ich kann, und lebe selbstbestimmt – und sollte ich je Hilfe benötigen – dann ist sie da.*

## *Mudra*

Zuerst die Hände kräftig reiben, erst die Handinnenseiten und danach die Handrücken.

Die linke Hand wird zu einer lockeren Faust geballt, in die rechte gelegt und die Daumenkuppen zusammen gehalten. Die Hände auf Magenhöhe halten. Nach einer Weile die Hände wechseln – nun stützt die linke die rechte Hand. Diese Mudra stärkt einerseits unsere Mitte und andererseits das Milz-Chakra, dem das innere Feuer (Willen), seelisches Gleichgewicht und geistige Klarheit zugeordnet werden.

## *Tipps für den Alltag*

✓ Probieren Sie etwas aus, wo Sie bis jetzt meinten, Hilfe zu benötigen.

✓ Bei Verpflichtungen anderen gegenüber (Kinder, ältere Generation …) suchen Sie mit den Betreffenden nach Lösungen in Richtung »Hilfe zur Selbsthilfe«. Vielleicht ist es nur eine Kleinigkeit, die geändert wird – aber diese zählt.

✓ Machen Sie vermehrt Übungen für starke Arme und Schultern – dies vertreibt das Gefühl von Hilflosigkeit.

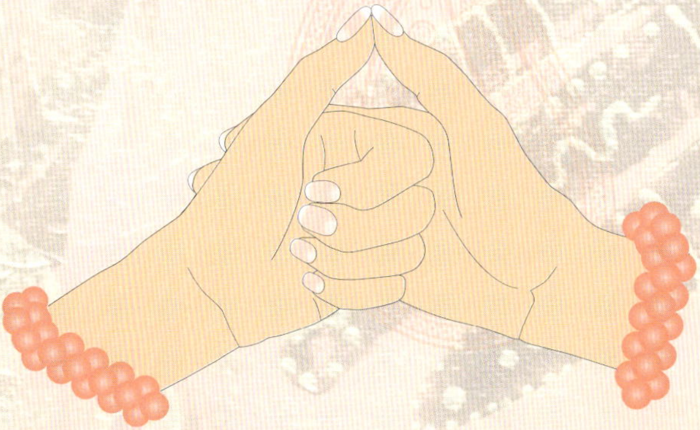

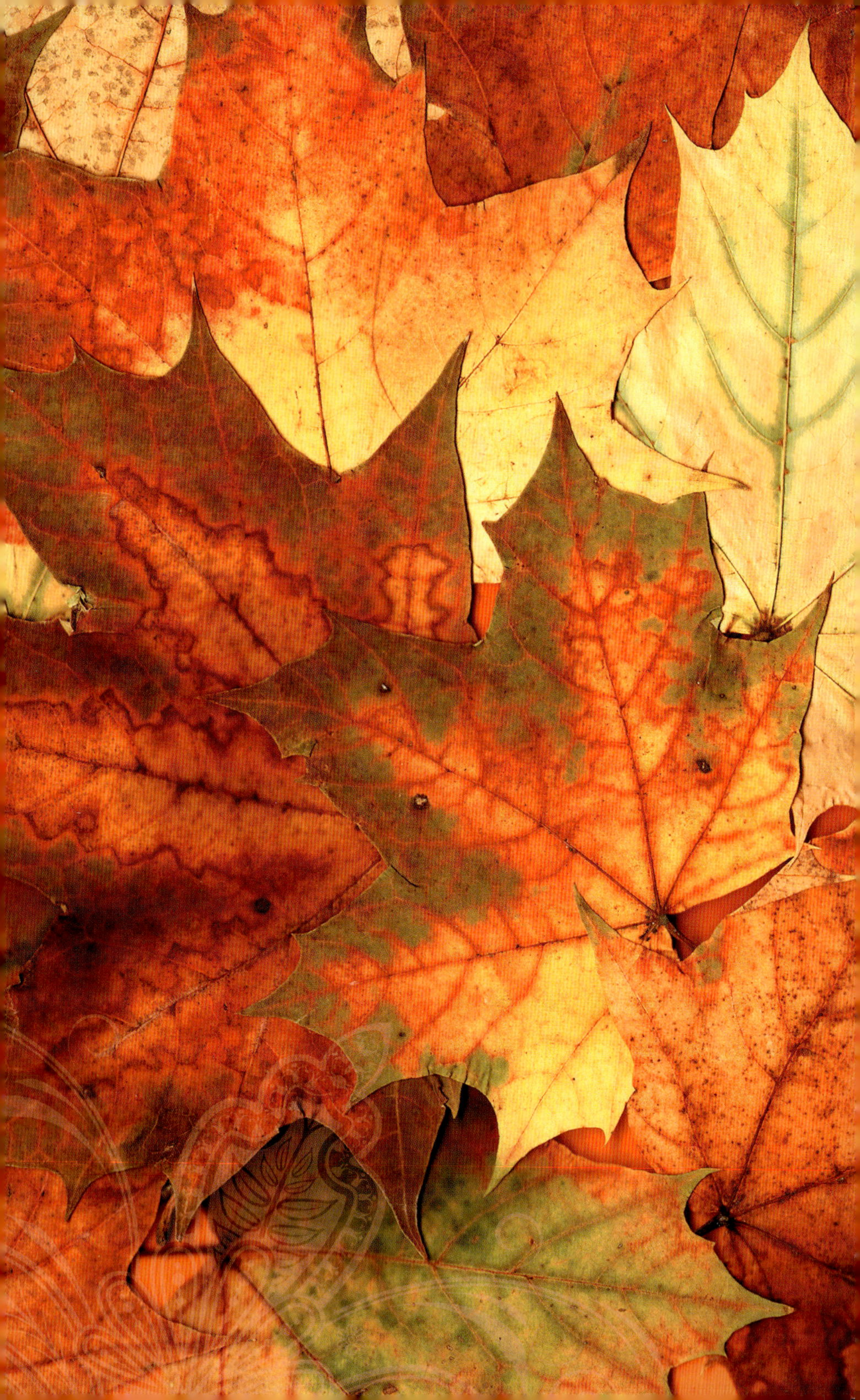

## *Vom Sinn der Wertschätzung*

Vielerorts wird Ende September das Erntedankfest gefeiert. Das war in dem kleinen Bauerndorf, wo ich aufwuchs, immer ein besonders wichtiger und hoher Feiertag. Die Bauern schmückten mit Produkten ihrer Ernte wunderschön die Kirche – es wurden Texte des Dankes und des Lobes gelesen und entsprechende Lieder gesungen. Es war eine erhabene Feier, die alle Anwesenden in Bann zog. Vergessen waren die Unwetter im Sommer, die der Ernte zugesetzt haben oder sie teilweise zerstörten. Man war zufrieden und glücklich mit dem, was übrig geblieben war; man fühlte sich trotzdem reich beschenkt. Man zeigte auf eine fröhliche und besinnliche Weise seinen Dank und seine Wertschätzung. Was bedeutet uns modernen Menschen heute »Wertschätzung«?

Bei einer Befragung alter Leute wurde deutlich: Wer zufrieden und glücklich war, pflegte die Dankbarkeit und die Wertschätzung. Im täglichen Allerlei kann uns diese wunderbare Geisteshaltung schnell zu kurz kommen – aber eine Woche dieses Jahres stellen wir ganz unter das Motto der Wertschätzung.

Ist das nicht wunderbar – wir leben im deutschsprachigen Raum von Europa – wir leben in einem geordneten Land, in Frieden und in Freiheit, haben zu essen, Kleidung, warme Stuben und medizinische Versorgung und im schlimmsten Fall sorgt der Staat für uns. Die Liste des vielen Guten ist unendlich lang. Klar, auch bei uns stimmt nicht alles, aber im Vergleich mit anderen Ländern leben wir im Paradies. Wir haben allen Grund dankbar zu sein – und nicht nur das – wir wollen es diese Woche auch ganz besonders zeigen und leben. In unserem Leben gibt es vieles, – genauer gesagt alles – was nicht selbstverständlich ist, und das alles sollten wir schätzen.

Laut Forschung kommt eine dankbare Haltung auch unserer Gesundheit zugute oder lässt uns eine Krankheit besser ertragen und sie unterstützt in uns die heilenden Kräfte. Dankbarkeit und Wertschätzung tun uns rundum gut und machen uns glücklich. Lassen Sie uns kreativ werden im Hinblick darauf, wie wir unsere Dankbarkeit und unsere Wertschätzung zeigen und leben wollen!

## *Meditation*

Wir können uns die vielen Dinge, die wir wertschätzen, kurz vorstellen, eins nach dem anderen und dahin ein Lächeln der Dankbarkeit und des Lobes senden. Wir fangen an bei unserem Körper, danach geht die Wertschätzung an unsere Familie, an unsere Nachbarschaft, an den Arbeitsplatz – und dann lassen wir den Kreis immer größer und größer werden.

## *Mantra*

*Mein Herz ist voller Dankbarkeit und voller Wertschätzung für alles, was ich bin, was ich kann und was ich habe.*

## *Mudra*

Sie legen die linke Hand in die rechte und die beiden Daumenkuppen aneinander. Der linke Zeigefinger umgreift den rechten Daumen. Mittelfinger, Ring- und kleiner Finger der linken Hand sind locker eingerollt. Die Hände werden auf Bauchhöhe gehalten. Dies ist eine besondere Geste der Sammlung. Dankbare Menschen strahlen meistens eine wohltuende Ruhe, Gelassenheit und Besonnenheit aus – die auch die Umwelt positiv beeinflusst.

## *Tipps für den Alltag*

✓ Sie dekorieren Ihr Heim mit frischen Blumen, Feldfrüchten und Obst und zeigen damit Ihre Wertschätzung.

✓ Sie zeigen einem Menschen auf eine besondere Art Ihre Dankbarkeit.

✓ Sie gestalten ein Dankesritual.

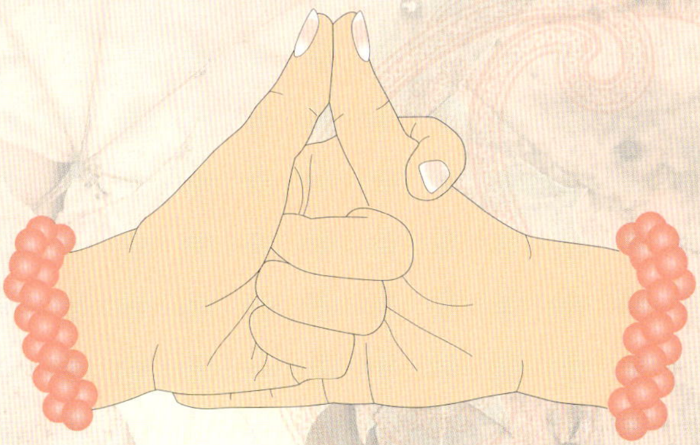

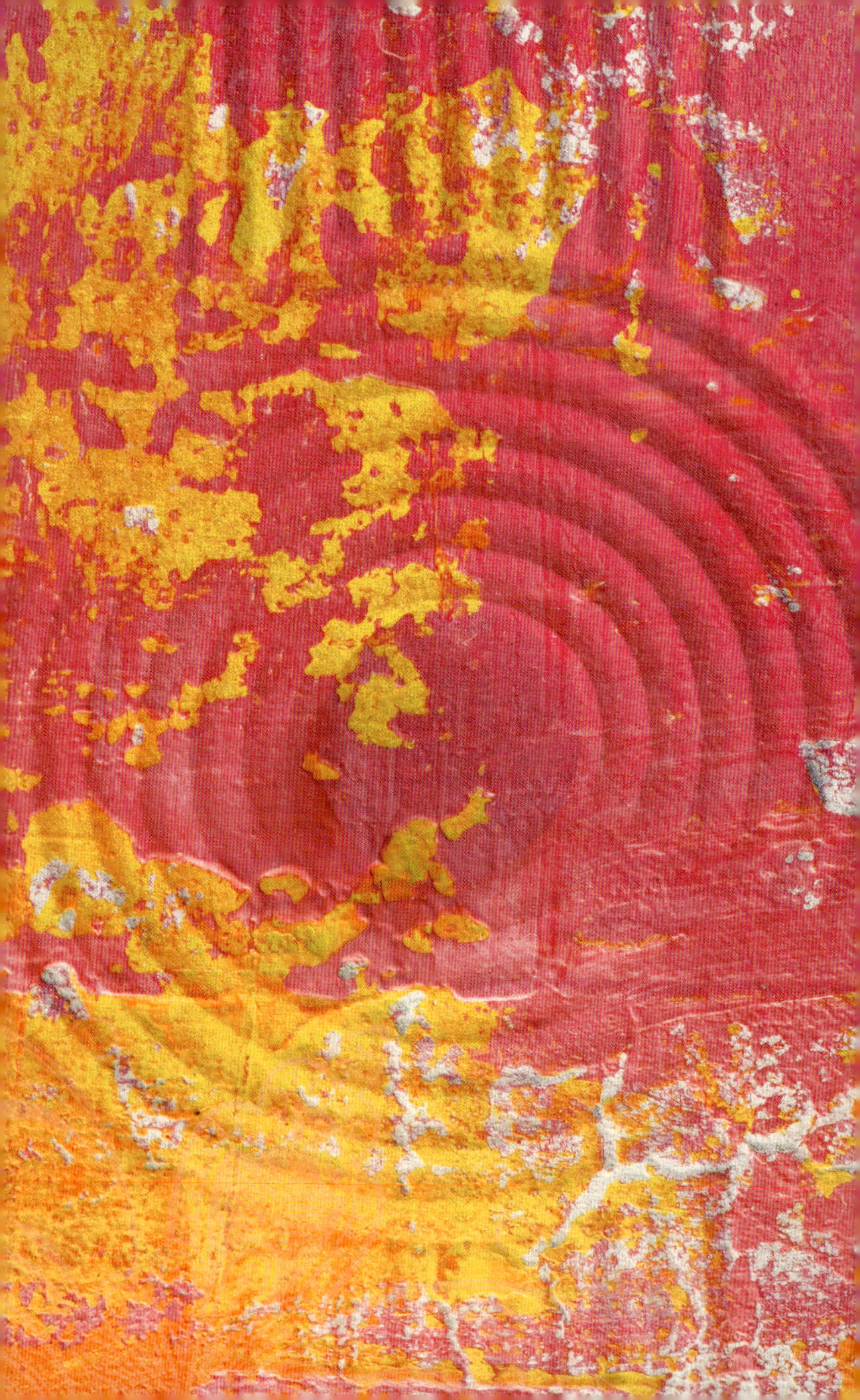

## *Multitasking – nein danke!*

Nun wissen wir es genau: Eine großangelegte Studie der Harvard-Universität in Cambridge bestätigt, dass geistige Ablenkung und Multitasking unglücklich machen. Fernöstliche esoterische und spirituelle Lehren weisen schon seit Jahrhunderten darauf hin. Wenn man sich gedanklich auf eine einzige Sache konzentriert, erzeugt dies glückliche Gefühle und es verbraucht weniger Energie. Fazit der Studie: Menschen sind dann am glücklichsten, wenn sie mit ihren Gedanken bei der Tätigkeit sind, mit der sie sich gerade beschäftigen. Gedanklich im Hier und Jetzt zu sein, den Moment zu genießen, ist Gold wert für das emotionale Gleichgewicht.

Beim Multitasking geht es darum, dass man mehrere Sachen gleichzeitig ausführt, um Zeit zu sparen. Und davor wird heute gewarnt, weil dies unsere Energiereserven angreift und die Fähigkeit der tiefen Konzentration zunichtemacht.

Auch ich habe vor Jahren unter meinen unruhigen und ewig abschweifenden Gedanken gelitten, die, egal was ich tat, überall und nirgends waren. Meistens dachte ich an all das, was ich noch zu erledigen hatte, doch der folgende Trick konnte das Problem weitgehend beheben. Sobald ich an etwas dachte, das ich noch zu erledigen hatte, schrieb ich es auf und vermerkte gleichzeitig, wann ich dies ausführen will. Danach verbannte ich jeden weiteren Gedanken daran – denn ich hatte es ja auf der Liste. Viele lassen sich ablenken, indem sie Vergangenem nachhängen, Schuldgefühlen frönen oder sich Sorgen machen. All dies senkt unseren Energiepegel und laugt uns buchstäblich aus. Warum tun wir uns so etwas an?

Das Gedanken-schweifen-Lassen kann auch einfach eine schlechte Angewohnheit sein und Gewohnheiten können wir gottlob, wie ich schon oft erwähnte, ändern. Mit Geduld, Beharrlichkeit und Durchhaltewillen haben wir bestimmt Erfolg. Demzufolge leben wir in der Gegenwart, sind gelassener und zufriedener und haben die frei gewordene Energie, um hier und jetzt tätig zu sein.

## *Meditation*

Die folgende Meditation stammt aus der Sufi-Tradition und ist erfahrungsgemäß eine der besten Methoden, um Gedanken ruhig zu stellen.

Man atmet tief ein und zählt dabei von 1 – 7, danach den Atem einen Augenblick lang anhalten, ausatmen und dabei langsam rückwärts von 7 – 1 zählen. Geduldig auf den nächsten Atemimpuls warten und wieder einatmen und so weiter.

### *Mantra*

*In der Tiefe von Ruhe, Stille und Frieden finde ich all das, was mich glücklich macht.*

## *Mudra*

Die Kuppen der locker gestreckten Finger beider Hände aneinanderlegen, die Daumen zeigen zur Seite, und die Hände auf Magenhöhe halten. Diese Mudra fördert die Konzentration, vertieft den Atem, synchronisiert die beiden Gehirnhälften und bringt die Gehirnzellen in Schwung.

## *Tipps für den Alltag*

Der Alltag bietet endlos viele Möglichkeiten, die Konzentration zu üben und zurückzuerobern.

✓ Konzentrieren Sie sich bei der morgendlichen Dusche auf das, was Sie gerade tun. Sie spüren und genießen bewusst das liebkosende Wasser, und beim Eincremen genießen Sie die feine Lotion, die so wunderbar duftet.

✓ Sie essen langsam und lassen es sich schmecken.

✓ Sie genießen einen schönen Film ohne Ablenkung.

✓ Sie lassen sich von einem spannenden Buch gefangen nehmen.

✓ Ein super Konzentrationstraining können Sie aus Ihren bewusst durchgeführten Arbeiten im Haushalt machen.

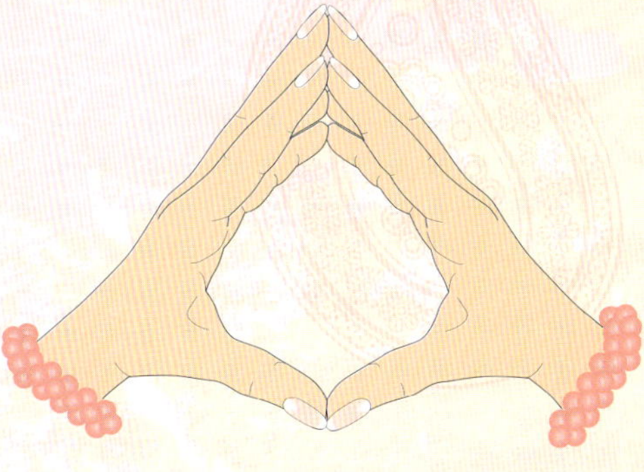

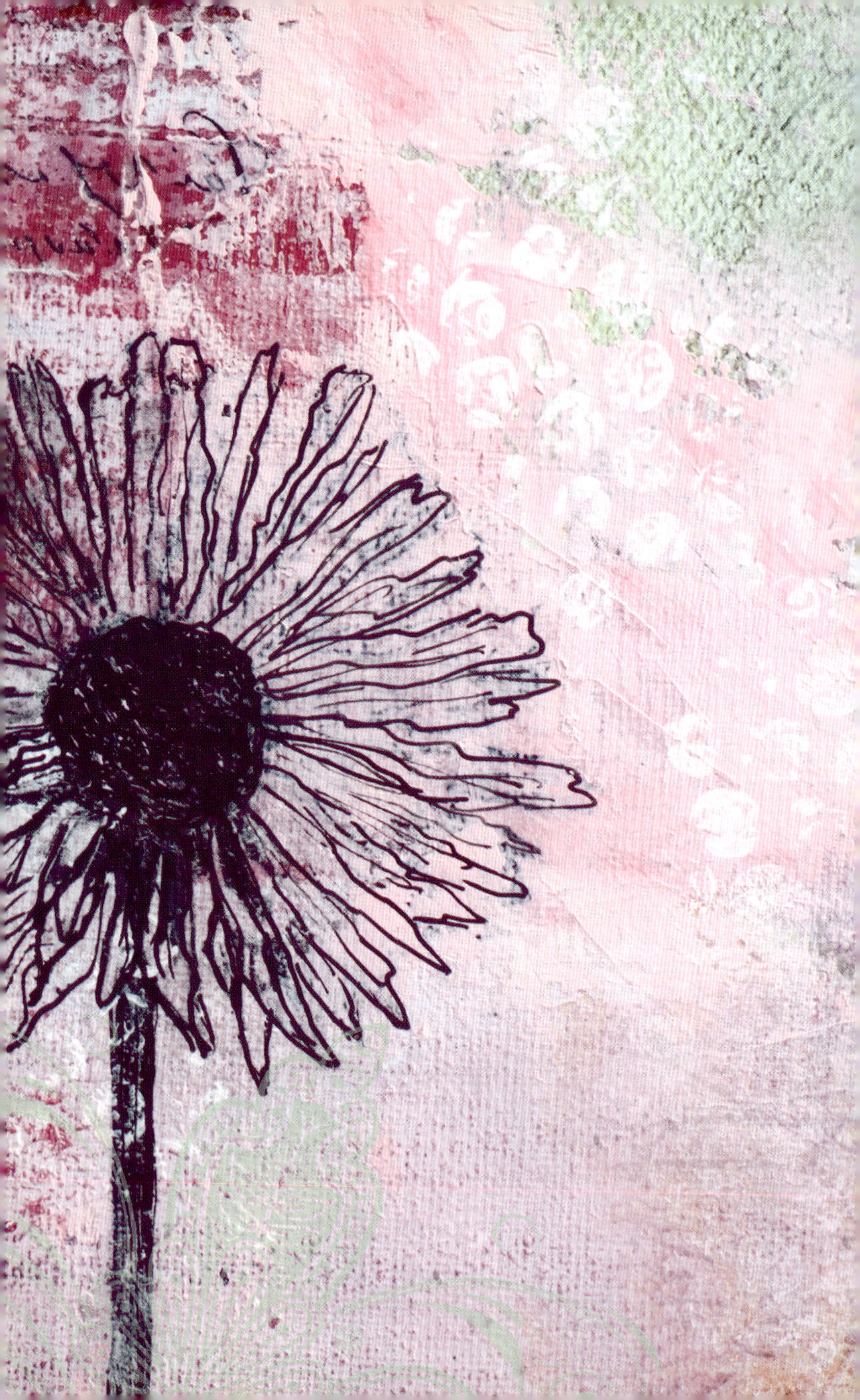

## *Großzügigkeit öffnet Tür und Tor*

Großzügigkeit, ihr Gegenteil und alle Nuancen dazwischen wurden uns nicht in die Wiege gelegt, sondern wir haben den Umgang damit hauptsächlich von unseren Vorbildern übernommen. Oder wir lehnen das, was wir in der Jugend gesehen und gelernt haben, kategorisch ab und praktizieren nun das Gegenteil. War der Vater ein Geizhals und ist der Sohn ein Verschwender oder umgekehrt. Wieder einmal kommt es hier auf das richtige Maß an. Aber wo ist das richtige Maß? – Ich denke, das ist sehr individuell und sicher ist das Maß des eigenen Geldbeutels »maß«-gebend. Die einen finden es verschwenderisch, wenn sie der Kellnerin 10 Cent Trinkgeld geben (obwohl man weiß, dass die Kellnerin auf ein anständiges Trinkgeld angewiesen ist) und andere finden 10% das Mindeste. Aber es geht bei der Großzügigkeit nicht nur ums Geld. Es gibt andere Kostbarkeiten, die wir großzügig weitergeben können: ein bisschen Zeit, uneingeschränkte Aufmerksamkeit, eine Geste der Freundschaft, ein Kompliment, ein ermunterndes Wort, Verständnis, Mitgefühl …

Seit Jahren arbeite ich mit vielen Menschen und habe in puncto Großzügigkeit interessante Erfahrungen gemacht. Es gibt wenig ausgekochte Dauer-Geizhälse, die meisten sind irgendwo auch großzügig; dafür sind Großzügige da oder dort knauserig. Ich konnte sogar beobachten, wie man für Suchtmittel Geld hat, aber die Ausgaben für Obst und Gemüse einen reuen – das hat mich schlichtweg schockiert. Die einen sind knauserig sich selbst und großzügig anderen gegenüber, bei anderen ist das Umgekehrte der Fall; die einen sind großzügig mit Geld, die anderen mit geistigen Werten und in puncto Hilfsbereitschaft … Eines stimmt jedoch immer eins zu eins: *Großzügige Menschen sind glücklicher!*

Eine Großzügigkeit, die an *keine Bedingungen geknüpft* ist, macht unser Leben leichter und uns selbst nicht ärmer – sie macht uns reicher. *Wer gibt, der hat!*

Nun können wir uns schlicht und einfach fragen: Wo, wann und wie könnte ich etwas großzügiger denken und mich großzügiger geben? Und dann probieren wir es auch gleich da und dort aus! – Das wird eine gute Woche werden.

## *Meditation*

In Gedanken üben wir uns in Großzügigkeit und spüren, wie federleicht wir uns dabei fühlen. Reichtum finden wir überall in der Natur, im Kleinen wie im Großen. Stellen Sie sich einen Garten vor, der reich an Blumen, Gemüse und Früchten ist. Lassen Sie sich davon betören. Nun kommen Freunde und Bekannte vorbei, die Sie reich bewirten und beschenken.

## *Mantra*

*Großzügigkeit bringt mir selbst wie auch den Beschenkten viel Freude und viel Glück.*

## *Mudra*

Die rechte Hand liegt locker auf dem Oberschenkel und die Handinnenfläche ist nach oben gedreht. Die linke Hand liegt so auf dem Oberschenkel, dass die Finger zum Boden weisen. Diese Geste kennt man im Hinduismus und im Buddhismus, sie deutet auf Barmherzigkeit und Güte hin. Rechts werden wir reich beschenkt und links geben wir es weiter.

## *Tipps für den Alltag*

✓ Schenken Sie fremden Menschen Ihr hübsches Lächeln.

✓ Laden Sie Ihre beste Freundin zu einem Glas Prosecco ein – der Tisch ist mit kleinen Häppchen wunderschön gedeckt.

✓ Bringen Sie Ihrem Nachbarn eine Kasserolle Eintopf – einfach so.

✓ Nehmen Sie sich die Zeit für ein privates Telefonat, einen Brief oder eine Mail.

✓ Machen Sie jemandem ein Geschenk – ohne einen Grund dafür haben zu müssen.

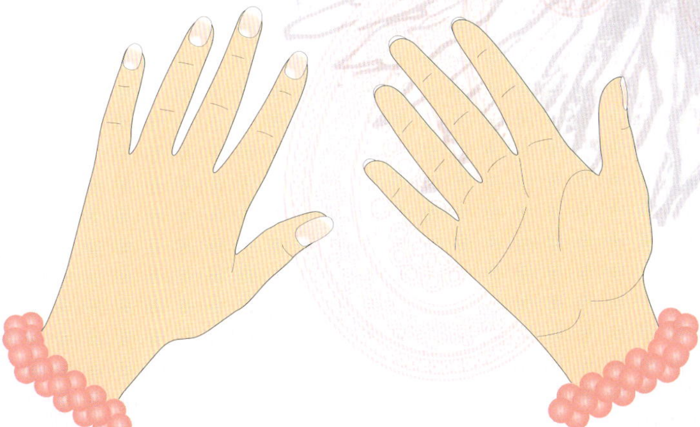

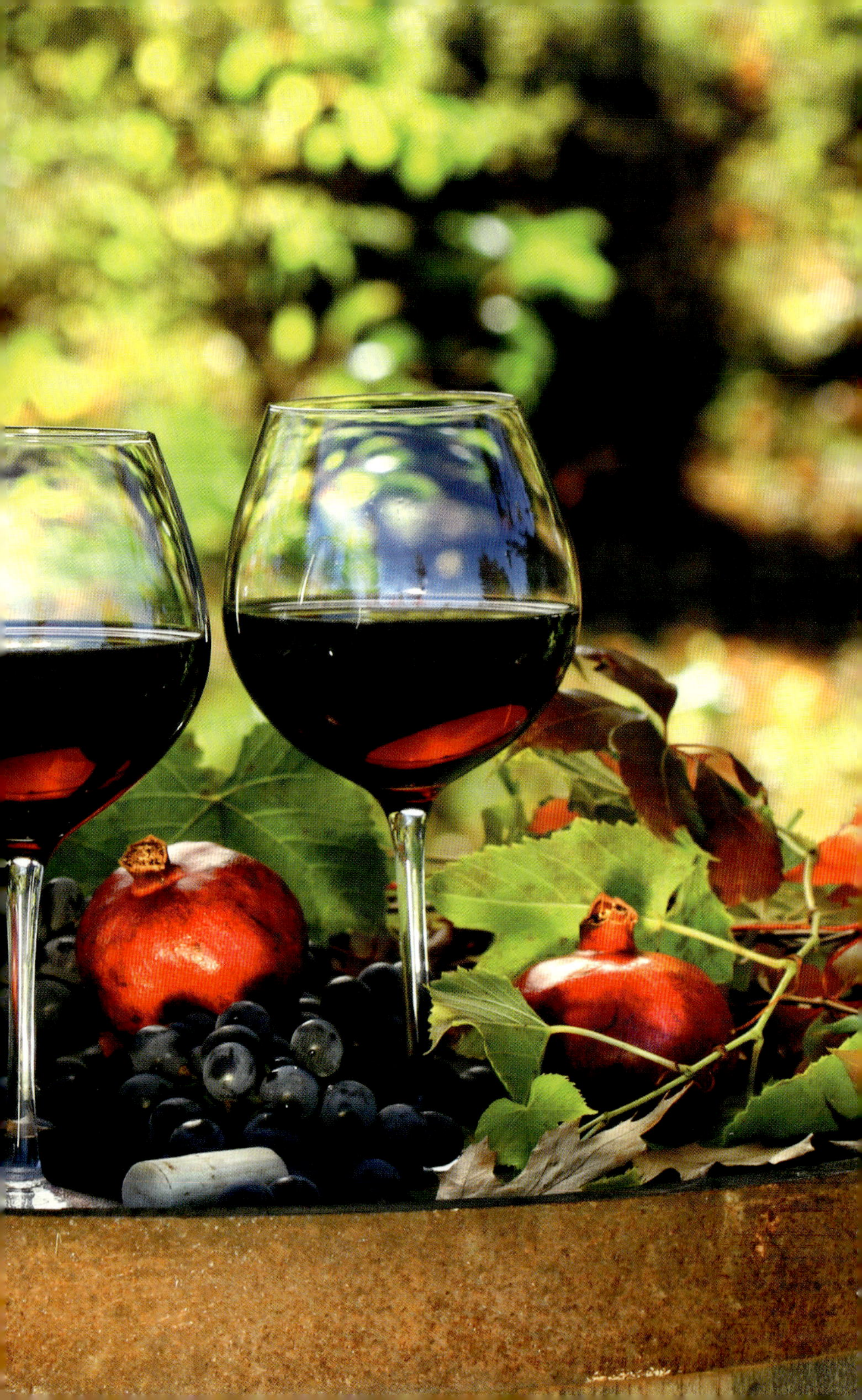

## *Es lebe die Geselligkeit!*

Im Herbst wird vielerorts gefeiert, die einen Feste können auf alte Traditionen zurückgreifen, andere sind neueren Datums: Winzerfest, Erntefest, Tafelfest, Oktoberfest, Dorffest, Kirmes … Letzthin erzählte mir ein Nachbar, wie er sich von einem Freund zu einem feucht-fröhlichen Fest schleppen ließ und sich dann ganz gegen seine Erwartung köstlich amüsierte – er habe sich danach gleich viele Jahre jünger gefühlt und tagsdrauf sei er vom vielen Singen heiser gewesen. Bis jetzt bin ich noch keiner Studie begegnet, die bestätigt, dass das Feste feiern jung und knackig macht, aber zumindest innerlich scheint sich etwas zu bewegen, wenn man nicht gleich übertreibt ☺. Viele meinen, dass diese harmlosen Feste nur für die Jungen, die Alten und die »einfachen Leute« seien, und vergessen dabei, dass das Feste feiern zum alten Brauchtum gehört. Schon unsere Vorfahren wussten, singen und lachen tut auf allen Ebenen gut und das fröhliche Zusammensein ist wie Balsam für die Seele. Festliche Aktivitäten waren früher ein beachtlicher Bestandteil des heidnischen Brauchtums und später bei den kirchlichen Institutionen. Die Menschen konnten für einige Stunden ihre Sorgen vergessen. Es waren Lichtblicke in ihrem oft düsteren Dasein. Ist es heute anders?

Am meisten wird heute laut Polyglott in Bali gefeiert und da findet man auffallend viele fröhliche, warmherzige, großzügige und zufriedene Menschen. Jedes Dorf kennt durchs Jahr hindurch eine beachtliche Anzahl von Feierlichkeiten. Diese werden von der Dorfgemeinschaft gemeinsam organisiert und vorbereitet. Die Dekorationen sind sehr aufwändig und werden für jedes Fest neu angefertigt. Diese wunderschönen Kreationen aus Naturalien erfordern viel Fantasie und handwerkliches Geschick. Zu jedem Fest gehören Musik, Tanz und Theater – und darum sind viele Balinesen handwerklich geschickt, künstlerisch begabt und musikalisch.

Wir könnten uns diese Woche überlegen, ob wir ein zwangloses Fest ohne großen Aufwand selbst organisieren oder einfach das eine oder andere besuchen. Und wir könnten Ideen sammeln, wie wir für das eigene Fest unsere kreative Ader einsetzen wollen – dekorieren, kochen, backen, Musik-CDs zusammenstellen, Witze sammeln oder selbst erfinden …

## *Meditation*

Wer etwas plant, sollte sich davon vorerst eine genaue Vorstellung verschaffen. Es wäre aber schade und einseitig, wenn man sich nur den Aufwand, den ein Fest mit sich bringt, ausmalen würde. Genauso wichtig ist es, sich vorzustellen, wie man fröhlich feiert – isst, trinkt, singt, lacht und tanzt. Versetzen Sie sich in den freudvollen Teil des Festes, leben Sie die Freude pur aus!

### *Mantra*

*Die Freude sei mein steter Freund und Begleiter.*

## *Mudra*

Sie legen die Daumen an die Wurzeln der Ringfinger und halten die Kuppen von Ring- und kleinem Finger aneinander. Die restlichen Finger sind locker nach innen gebeugt und die Hände halten Sie auf der Höhe der Körpermitte. Damit stärken Sie Ihre Mitte und Ihre Herz-Energie; und Sie wecken Ihre innere Sonne. Die Daumen liegen auf den Nierenpunkten und da befinden sich die Reflexzonen für das innere Kraftreservoir, für Kreativität und Kommunikation.

## *Tipps für den Alltag*

✓ Gönnen Sie sich einen beschwingten Abend
und lassen Sie die Seele baumeln.

✓ Sie organisieren ein unkompliziertes
und unbeschwertes Zusammensein.

✓ Sie besuchen ein Herbstfest, vielleicht eines,
das Ihnen in guter Kindheitserinnerung ist.

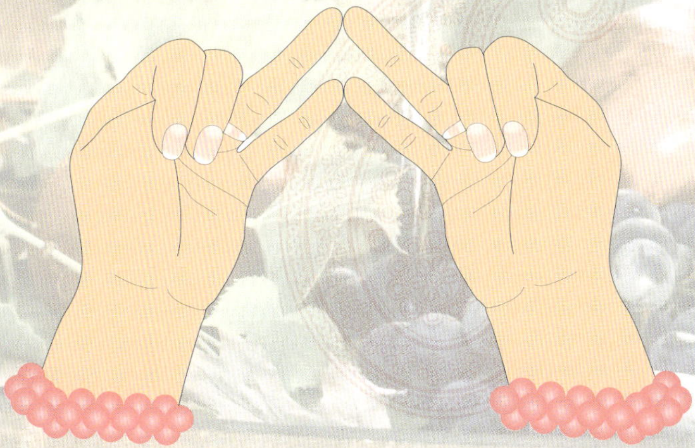

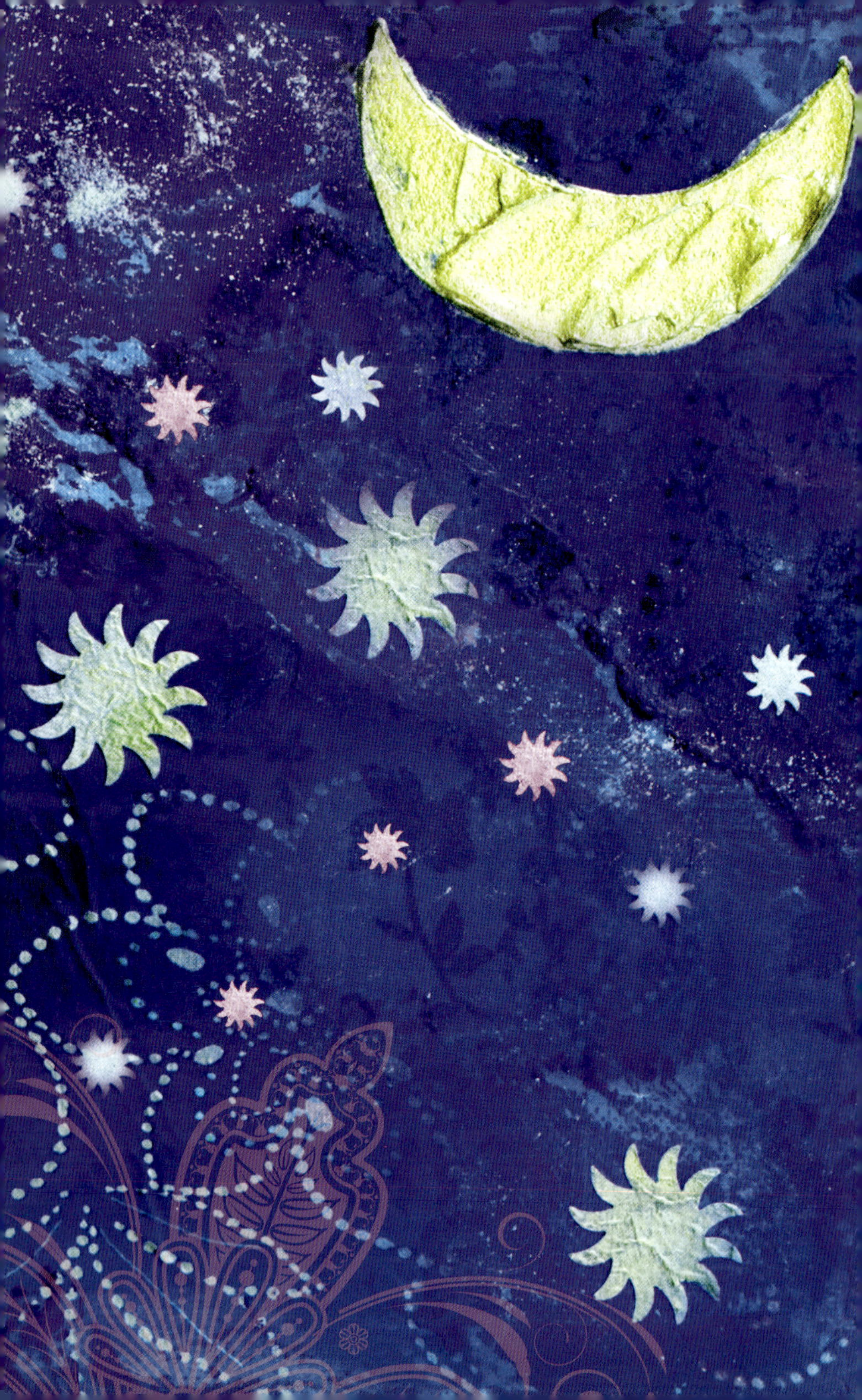

# *Ideale sind wie Sterne …*

*man wird sie nie erreichen,*
*aber man kann sich nach ihnen ausrichten.*
*(aus Japan)*

In allen Religionen werden die großen Lehrer und Meister als Vorbilder dargestellt – neben ihren Lehren werden Episoden aus dem Leben erzählt und es wird empfohlen, ihre Lebensart als Beispiel zu nehmen. Dies kann wegweisend sein und Freude machen, aber es kann auch erdrücken, denn oft wird dabei der mahnende Zeigefinger erhoben – »und wehe Du tust es nicht!«. Dabei werden aber mit versteckten Drohungen nur unser Widerwille und unsere Unlust geweckt, denn wir fühlen uns unter Zwang und bevormundet. Wir sollten uns also immer bewusst sein, dass dies nur gut gemeinte Empfehlungen und mögliche Beispiele sind und diese sollten uns das Leben erleichtern, uns Mut machen, uns gegebenenfalls trösten und uns neue Zuversicht geben – andernfalls sollten wir sie einfach ignorieren.

Es gibt aber auch unter den gewöhnlichen Sterblichen Menschen, vielleicht sogar ganz in unserer Nähe, die wir uns zum Vorbild nehmen können. Jeder Mensch hat seine guten und starken Seiten, diese können wir uns aneignen – Nachahmung empfohlen. Jeder Mensch hat ebenso seine Schwächen und Fehler, diese können uns zeigen, wie man es nicht macht (dabei habe ich selbst schon viel gelernt ☺). In schweren Zeiten kann uns eine Biografie über einen Menschen, der es trotz allen Widrigkeiten geschafft und seine Ziele erreicht hat, helfen. Vorbildliche Menschen sind nicht laut, nicht aufdringlich, nicht fordernd – es sind Menschen, die mit sich selbst und mit ihrem Schicksal zufrieden und in Einklang sind – die aus den gegebenen Umständen das Beste machen.

Halten wir doch die kommenden Tage einmal Ausschau nach dem, was die Nächsten uns lehren könnten! Sie wissen doch, dass es kein Zufall ist, dass wir mit dem oder jenem zusammenleben und/oder -arbeiten (dürfen/müssen). Unsere Mitmenschen sind wichtig für unser inneres Wachstum, für den Schliff unseres inneren Diamanten oder anders ausgedrückt – zur Entfachung unseres inneren Lichts.

## *Meditation*

Stellen Sie sich im Geiste einen dunklen Nachthimmel vor. Erblicken Sie, je länger Sie schauen, immer wieder das Licht eines neuen Sternes – eines Leitsternes, den Sie nach einer Eigenschaft benennen, die Ihnen gut tut (Liebe, Freude, Vertrauen, Mut …). Sein Licht soll Ihnen das Herz wärmen, den Weg weisen – ein »Lichtblick« sein.

### *Mantra*

*Göttliches Licht erfüllt mein Herz und lässt mich das Gute in allem und jedem erkennen.*

## *Mudra*

Bei beiden Händen liegen die Kuppen der Daumen auf den Nägeln des Zeigefingers und die anderen Finger sind locker gestreckt. Damit wird die Energie des Zeigefingers aktiviert und dieser steht für Selbstwert, Eigenständigkeit und Selbstbestimmung – alles Eigenschaften, die man beibehalten soll, egal welchem Ideal man folgt. *Ihr Leitstern sei immer die göttliche Liebe und Weisheit, die aus Ihrem Herzen spricht.*

## *Tipps für den Alltag*

✓ Sie lesen Biografien von Menschen (zum Beispiel im Internet, in Büchern), die Sie beeindrucken und die Sie gerne als Ihr Vorbild sehen.

✓ Auch bei Entwicklungshilfe- oder Umweltschutzprojekten finden Sie gute Vorbilder; es sind couragierte Menschen, die das Beste aus den gegebenen Umständen machen (zu finden unter www.heal-the-world.ch).

✓ Bei einem Treffen studieren Sie die Anwesenden – was könnten Sie von den einzelnen lernen?

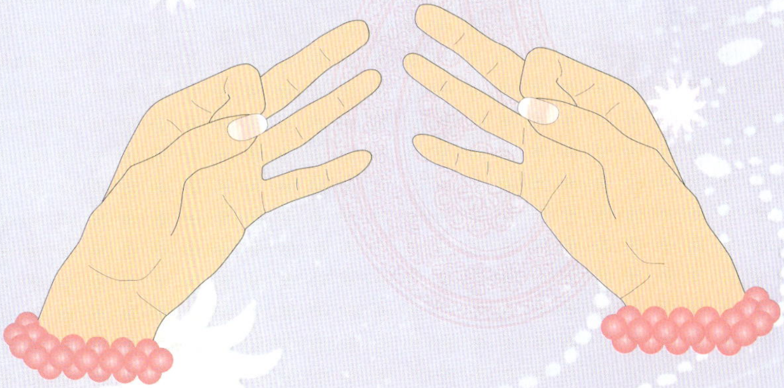

# *Tiefgang und Höhenflug*

Der Alltag und die Menschen, die mit uns leben und/oder arbeiten, bringen uns immer wieder in Situationen, die von uns weiterführende Lösungen erfordern. Neue Strategien sind gefragt, kluge Entscheidungen, Abwägen … *Eine Technik dafür besteht darin, dass man der Sache auf den Grund geht,* die Angelegenheit systematisch bis in die Tiefe durchleuchtet, die beste Taktik plant und dann umsetzt. Es geht also darum, dass man vielleicht mehrere Tage lang immer wieder von Neuem darüber nachdenkt und die verschiedenen Vorgehensweisen abwägt, um sich dann für die passende zu entscheiden. Es gibt noch eine andere Strategie, die auf den ersten Blick der vorigen widerspricht. *Bei dieser Methode betrachtet man die Situation aus der Vogelperspektive.* Man versucht die Sache aus einer gewissen Distanz als Ganzes zu betrachten, um sich dabei ein besseres Bild zu machen. Dann entscheidet man sich für eine passende Vorgehensweise, die man umsetzt. Und aller guten Dringe sind drei: *Es gibt noch die dritte Methode, bei der man gar nichts unternimmt, sondern einfach wartet, bis sich das Problem von selbst löst.*

Man weiß heute, dass die einen mehr zur ersten und die anderen zur zweiten und weitere zur letzten Strategie neigen. Jede Methode ist gut, aber nicht für alle Situationen. Man sollte also genau überlegen, welche der drei Methoden diesmal in Frage kommt. Wie steht es bei Ihnen – wozu neigen Sie ☺?

Bei mir ist die Sache eindeutig klar – und es hat mir schon viel gebracht, wenn ich meine übliche Lieblingsgewohnheit energisch beiseite stelle und eine andere einsetze. Unser Leben wird leichter, wenn wir wissen, wie wir ticken – dann können wir nämlich bewusst unsere Stärken einsetzen und unsere Schwächen am Zügel halten.

Vielleicht haben Sie zurzeit kein Problem, bei dem Sie die eine oder die andere der vorgestellten Techniken gleich ausprobieren könnten, aber es lohnt sich trotzdem, diesbezüglich ein bisschen nachzudenken. Was ist meine liebste Strategie im Umgang mit Problemen? Welche sollte ich stärker und häufiger einsetzen? Was bringt mir gar nichts? Interessant und spannend wird es, wenn Sie hin und wieder eine Vorgehensweise testen, die nicht die Ihnen vertraute ist – die Ihnen vielleicht sogar zuwider ist. Damit werden Sie neue und ungewohnte Wege entdecken – und ganz neue Ziele können angegangen werden.

## *Meditation*

Hinter der Stirn befindet sich ein Chakra, dem höhere Erkenntnis, zielorientiertes Denken und innere Balance (alles hat zwei Seiten) zugeordnet werden. Sie formulieren vor dem Meditieren eine Frage in Bezug auf eine Situation, die Sie verbessern möchten. Sie richten danach Ihre Aufmerksamkeit auf die Stirn und den Atem und begeben sich in die Stille. Zu gegebener Zeit werden Sie Ihre Frage beantwortet haben – von einer höheren Warte aus.

## *Mantra*

*Mein Innerstes kennt die Antwort auf jede meiner Fragen und zeigt mir den Weg zum Ziel.*

## *Mudra*

Sie legen die Daumenkuppen beider Hände an die Wurzeln der Ringfinger. Die anderen Finger sind locker nach innen gebeugt, und die Hände auf Bauchhöhe gehalten. Diese Geste weckt die Inspiration und Intuition und vertreibt die Melancholie.

## *Tipps für den Alltag*

✓ Nehmen Sie sich bewusst eine Auszeit, indem Sie sich in einem trendigen Teehaus etwas Feines gönnen, und Sie nutzen die Zeit zum Nachdenken über Ihre Strategien zur Problembewältigung.

✓ Besprechen Sie das Wochenthema mit Ihrer besten Freundin – wie geht sie vor, wenn Probleme anstehen?

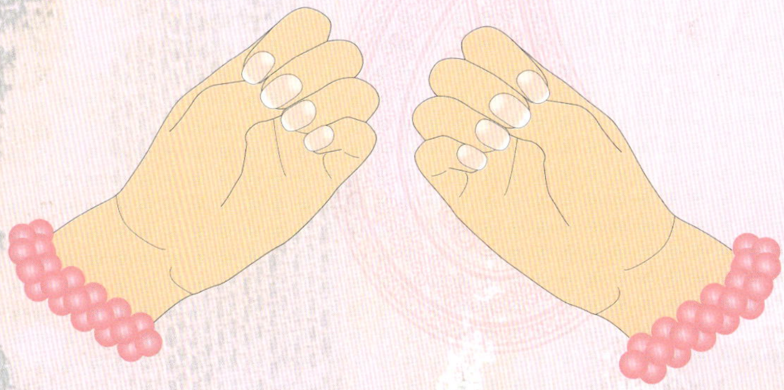

# *Die Geister, die du rufst …*

In den vielen Jahren meiner Beratertätigkeit wird mir immer wieder bestätigt, dass die Gedanken und Emotionen das Schicksal und weitgehend die Gesundheit und die Qualität des Alters beeinflussen. Es gibt heute einige Langzeit-Studien, die meine Erfahrungen bestätigen. Unser Dasein und das damit verbundene Schicksal verlaufen nicht gradlinig. Wir können nicht davon ausgehen, dass positive Gedanken und ein sonniges Gemüt uns automatisch Gesundheit, Erfolg, Glück, ein leichtes Schicksal und ein schönes Alter bescheren. So ist es nicht, aber die Tendenz, dass ein positiver und zuversichtlicher Mensch, der mit sich und dem Leben im Reinen ist, gesünder, erfolgreicher und glücklicher sein kann – wird heute durch die Forschung belegt. So wurden beispielsweise Tagebücher von Nonnen, die vor 40 Jahren verfasst wurden, entsprechend ausgewertet und mit ihren Altersumständen in Bezug gesetzt. Wer schon in jungen Jahren innerlich unzufrieden war und mit den Umständen haderte, hatte es im Vergleich mit den Unbeschwerten und Fröhlichen im Alter viel schwerer und die Gesundheit ließ viel mehr zu wünschen übrig.

Vielleicht denken Sie nun: Das verstehe ich nicht, meine Freundin war immer eine Frohnatur und nun ist sie krank – warum? Wir müssen eines bedenken, was unsere Nächsten in stiller Stunde denken, welchen Ängsten sie frönen, wie sie sich die Zukunft vorstellen – das wissen wir nicht alles. Viele zeigen uns nur das fröhliche Gesicht, ihre dunklen Gedanken und Emotionen, haben sie ganz tief in sich vergraben und verborgen – das ist reine Privatsache.

Es gibt noch einen weiteren Grund, warum wir über unsere Gedanken wachen sollten: Jeder Gedanke ist an eine Emotion gekoppelt und jede Emotion zieht wie ein Magnet das, worauf sie gerichtet ist, an. Was wir fürchten und hassen, ziehen wir genauso an wie das, an das wir voller Liebe, Begeisterung und Freude immer wieder denken.

Ich möchte Sie bitten, in nächster Zeit immer wieder kurz innezuhalten, um Ihre Gedanken zu beobachten. Egal wie Ihre momentane Lebenssituation aussieht, es gibt keinen Grund in negativen Gedanken zu schwelgen. Ich weiß – leicht gesagt –, aber es geht uns besser, wenn wir unsere Gedanken hüten und immer wieder auf das richten, was uns gut tut.

### *Meditation*

In der Stille der Meditation können Sie die Gedanken besonders gut beobachten. Sie lernen sich dabei besser kennen und werden bemerken, wie die Gedanken immer wieder an derselben Sache hängenbleiben. Mit wenig Aufwand können Sie umpolen, indem Sie gute und konstruktive Gedanken nachschieben – und eine Weile dabei bleiben. So macht das Denken sowieso viel mehr Spaß ☺.

## *Mantra*

*Ich denke jederzeit und allerorts an das, was mir gut tut, an das, was mich weiter bringt, und an das, was mich glücklich macht.*

## *Mudra*

Legen Sie rechte und linke Hand übereinander, dabei kommen die beiden Daumen- und Zeigefingerkuppen in der Innenhand (es ist egal, ob linke oder rechte) wie auch auf dem Handrücken an die Falte zwischen Daumen und Zeigefinger. Diese Handhaltung stärkt das Immunsystem, regt die Verdauung an, vertreibt Ängste und Sorgen und hat eine enorm beruhigende und stabilisierende Wirkung.

## *Tipps für den Alltag*

✓ Es gibt heute hübsche Post'its, die Sie am Arbeitsplatz, im Bad, am Essplatz – überall – aufkleben können und die Sie daran erinnern sollen, nur positive Gedanken zu hegen.

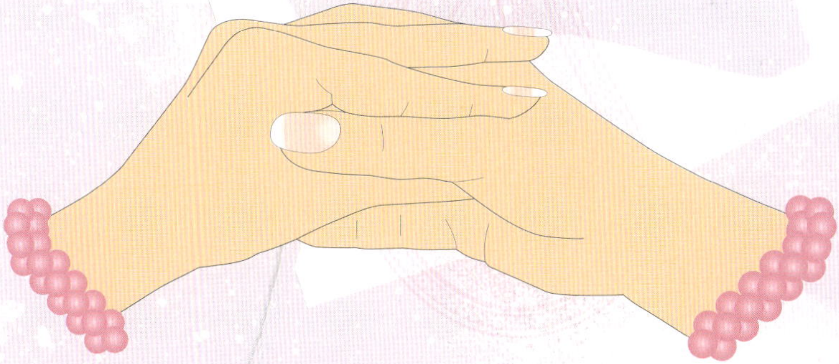

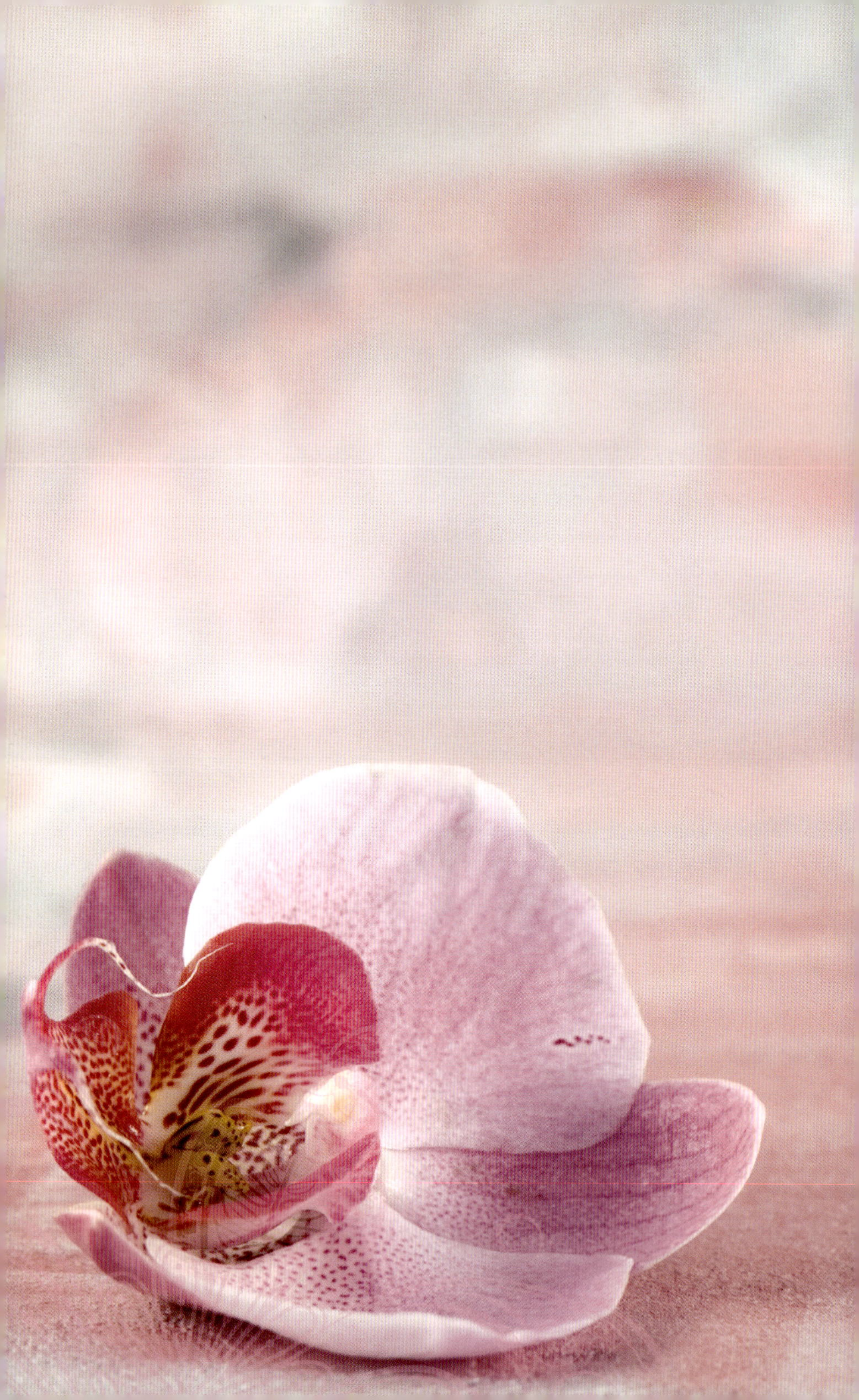

# *Energiemanagement*

Durch unsere Aktivitäten verbrauchen wir ein gewisses Maß von Energie – manchmal mehr, manchmal weniger. Auch unser Denken und unsere Stimmungen und Emotionen benötigen Energie. Spannungen in unserem Muskelkostüm sind heimliche, oder besser gesagt unheimliche Energieräuber. Oftmals verbrauchen wir viel mehr Energie, als nötig wäre – und das wollen wir ändern: mit wenig Aufwand ☺, aber etwas Disziplin. Oft braucht es gar nicht viel, und doch ist die positive Wirkung sofort spürbar. Hier folgt eine Liste der effektivsten Methoden, um unnötigem Energieverbrauch vorzubeugen, um den Energiepegel tagsüber hoch zu halten und um das Energie-Reservoir frisch aufzufüllen:

- ✓ Pausen einhalten – bei konzentrierter Arbeit jede Stunde mindestens 5 Minuten. Sich dabei ein bisschen bewegen, sich genüsslich und gründlich recken und strecken, eine Frucht essen und Wasser trinken. Es ist heute erwiesen, dass Leute, die Pausen einschieben, leistungsfähiger sind und letztendlich mehr leisten als solche, die zu lange sitzen und in der Konzentration bleiben.
- ✓ Leicht Verdauliches essen. Wer nach dem Essen müde ist, hat gewöhnlich zu fett gegessen, und es wird zu viel Energie benötigt, um das Essen zu verarbeiten. Herausfinden, welches Essen Ihnen besonders gut tut.
- ✓ Für gut gelüftete Räume sorgen.

- ✓ Genug Wasser trinken.
- ✓ Etwas für die körperliche Fitness tun.
- ✓ Ein regelmäßiges Entspannungsprogramm einplanen.
- ✓ Jede Eile und Hast möglichst ausschalten oder so weit wie möglich minimieren. Zeitnot verbraucht außerordentlich viel Energie – weil damit Spannungen aufgebaut werden.
- ✓ Gedanken, die abschweifen und überall sind, belasten unseren Energiehaushalt enorm. Und wenn man an das denkt, was noch alles zu tun ist, verbraucht man fast so viel Energie, wie wenn man es dann tatsächlich tut. Listen machen von den Aufgaben, die noch anstehen und nur an das denken, was man momentan macht.
- ✓ Gefühle, die in Aufruhr sind, verbrennen enorm viel Energie – es also möglichst nicht soweit kommen lassen.

## *Meditation*

Schöne Bilder, Musik und Hobbys geben uns Energie. Sie besuchen im Geiste Ihren inneren Kraftort und gönnen sich einen Kurzurlaub; und/oder Sie stellen sich vor, wie Sie in Ihrem Hobby aufgehen beziehungsweise darin eintauchen – es ist, als würde dabei die Zeit stehen bleiben.

### *Mantra*

*Ich ruhe in meiner Mitte und schöpfe Kraft aus meiner inneren Quelle.*

## *Mudra*

Sie halten mit der rechten Hand den Mittelfinger der linken und legen den rechten Daumen in die Handmitte der linken Hand. Diese Mudra stärkt unsere Mitte und damit auch das vierte Chakra. »Stadt der Juwelen« wird es genannt, weil wir unendlich reich sind, wenn wir Klarheit, innere Ruhe und Kraft verspüren.

## *Tipps für den Alltag*

✓ Sie erstellen einen Plan, wie und wann Sie die oben aufgeführten Punkte in Ihren Tagesablauf integrieren wollen.

✓ Sie verfassen eine Liste mit den anstehenden Aufgaben und vermerken dazu, *wann* Sie diese erledigen möchten.

✓ Sie stellen einen schönen Stein oder eine Flasche Wasser, aus der Sie gleich trinken können, an Ihren Arbeitsplatz, was Sie an die regelmäßigen Pausen erinnern soll.

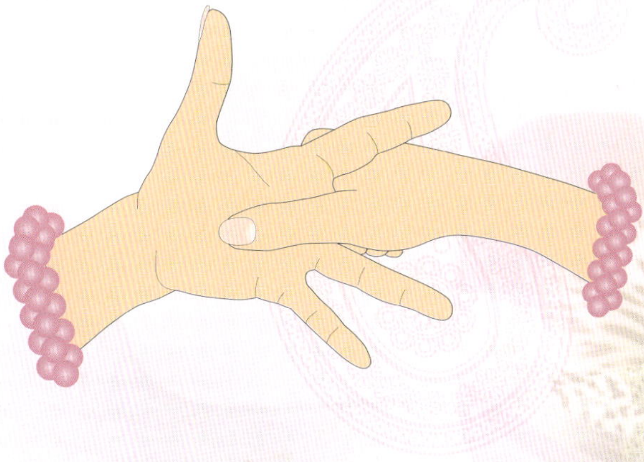

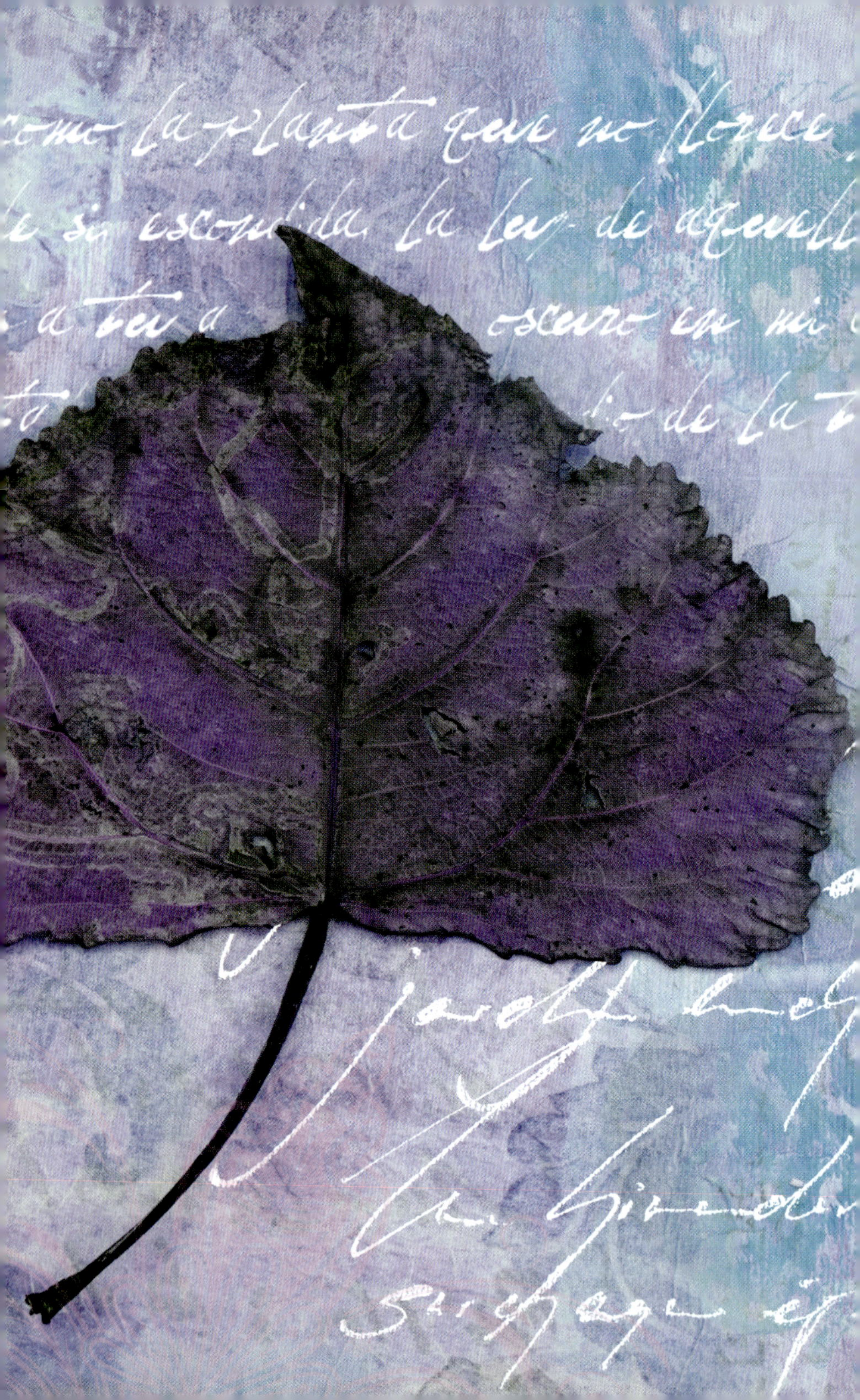
como la planta que no florece
oscuro en mi

## *Das Wesentliche erkennen*

Wenn die Bäume im Herbst ihre Blätter abwerfen, dann ist es auch für uns an der Zeit, darüber nachzudenken, was wir alles nicht mehr benötigen. Verbrauchtes loswerden und Platz schaffen für das Neue – das ist das Thema. Dies gilt nicht nur fürs Äußerliche, indem wir Schränke und Schubladen sortieren, sondern auch für den nicht materiellen Bereich: Kontakte, die uns nichts mehr bringen, Verpflichtungen, die nicht mehr nötig sind, Projekte, die uns keinen Gewinn bringen … Wir halten oft an Überzeugungen aus Gewohnheit fest, auch an solchen, die uns nur einengen oder gar erdrücken. Weg damit! Verbrauchtes loslassen, und dies immer wieder, jedes Jahr von Neuem. Dies ist aber nur das eine, wir sollten uns gleichzeitig vermehrt darauf besinnen, was für uns zum jetzigen Zeitpunkt wichtig und richtig ist; und für was wir unsere Kraft einsetzen wollen. Oft vertrödeln wir Kraft und Zeit mit Sachen, die uns kaum befriedigen oder sogar schaden. Wenn ich nur daran denke, wie viel Zeit im Internet oder bei endlosen Geschwätz-Telefonaten vertan wird. Das kann kurzfristig sogar entspannend wirken – aber aufgepasst – sehr schnell wird es zu viel, genau zu dem Zeitpunkt, wo wir merken, dass es unnütz ist – und dann macht es nervös, lethargisch, passiv, unzufrieden oder gar aggressiv.

Wer unter dem Druck von Arbeit und Verpflichtungen leidet, kann davon profitieren, wenn er sich jeden Tag erneut auf das Wesentliche konzentriert und Prioritäten setzt. Wer andererseits unter Langeweile leidet, kann sich jeden Tag eine Aufgabe vornehmen und erledigen, die ihm selbst und/oder einem Mitmenschen Freude macht. Aus eigener Erfahrung weiß ich, wie entlastend und befreiend es ist, wenn man morgens Prioritäten setzt – diesen unter allen Umständen nachgeht und abends die Genugtuung hat, das Wichtigste erledigt zu haben. Unbedingt ausprobieren!

Was uns wesentlich erscheint, wie auch unsere Interessen und Vorlieben, verändert sich im Laufe des Lebens – wichtig ist, dass wir, wenn uns das eine oder andere nicht mehr interessiert, nach Neuem Ausschau halten (schon im November bilden sich bei den Bäumen die ersten Knospen) – nur so bleiben wir geistig und seelisch frisch und fit bis ins hohe Alter.

## *Meditation*

Sie sehen sich in Ihrer Imagination im Walde und lassen sich von der Farbenpracht der Blätter betören. Sie gehen auf einen besonders mächtigen Baumriesen zu, legen die Arme um seinen Stamm und lassen sich von seiner kraftvollen Ausstrahlung erfüllen. Seine Kraft und Macht strömen wie strahlendes Licht in all Ihre Zellen. Genießen Sie dies für eine Weile. Zum Schluss bitten Sie um seine Weisheit, einerseits zu erkennen, was für Sie nicht mehr von Nutzen, und andererseits zu entdecken, was für Sie momentan das Richtige ist und Sie glücklich macht.

*Mantra*

*In Gottes Hand finde ich zum Wesentlichen.*

## *Mudra*

Die Spitzen beider Zeigefinger aneinander legen und die anderen Finger locker beugen. Hände auf die Oberschenkel auflegen. Diese Mudra macht spitzfindig und sie fördert das analytische und klare Denken.

## *Tipps für den Alltag*

✓ Sie nehmen eine Kiste und einen Müllsack, schlendern damit durch die Wohnung und sammeln Verbrauchtes ein; das eine kommt in die Kiste (Flohmarkt oder zum Weiterschenken) und das andere wird entsorgt.

✓ Sie notieren für jeden Wochentag die drei wichtigsten Aufgaben, die Sie unbedingt erledigen wollen.

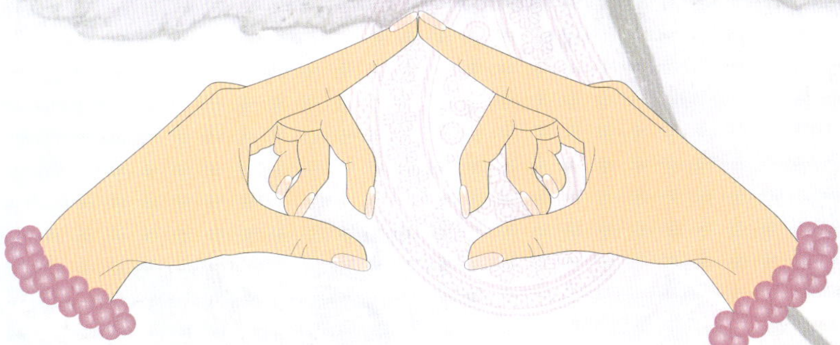

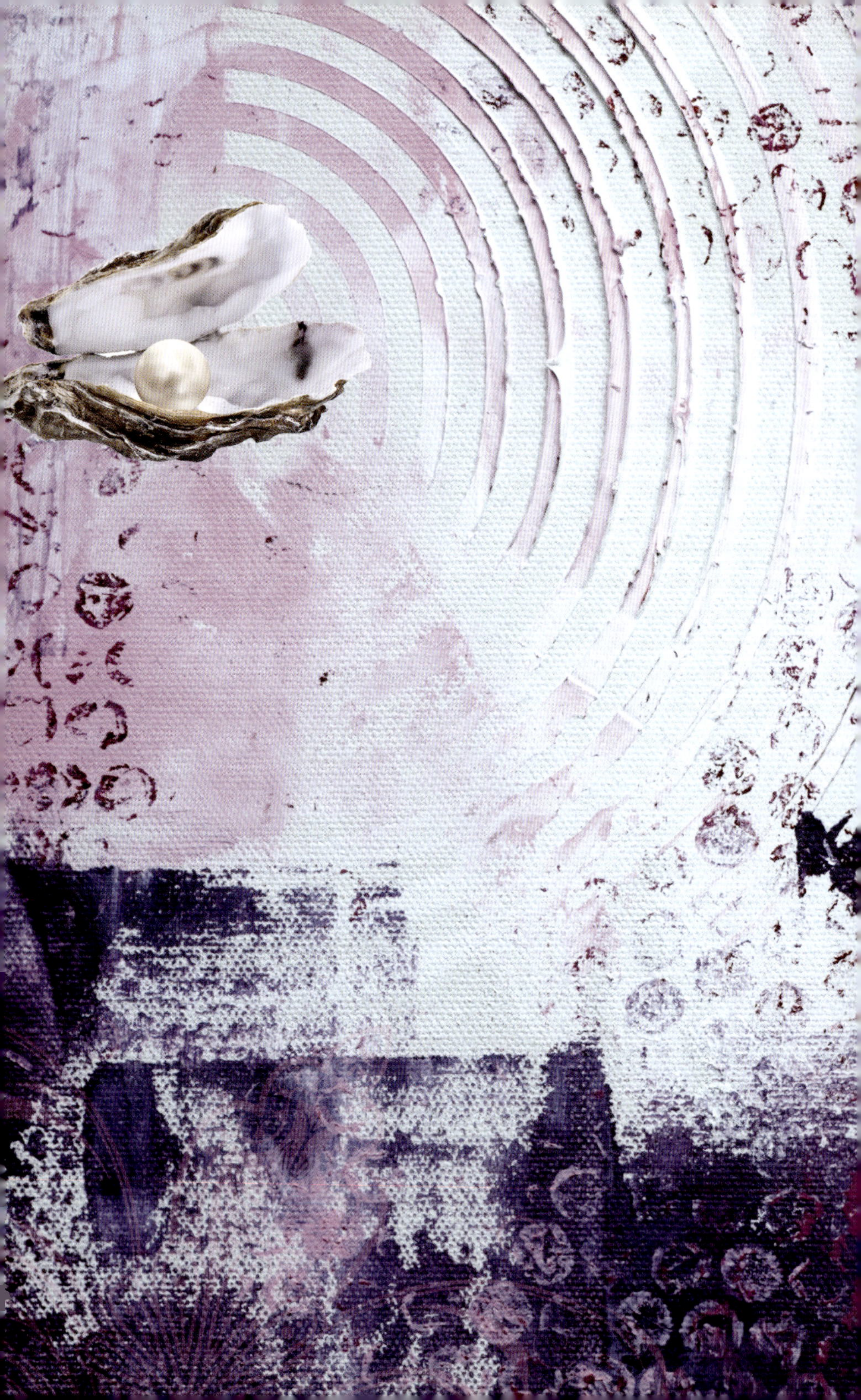

# *Was die Perlenmuschel uns lehren kann*

Einer kleinen Muschel passierte ein grässliches Missgeschick: Ein Sandkorn drang in ihre Schale und das störte sie enorm, weil es juckte und kratzte. Die Muschel jammerte: »Ach, könnte ich es doch nur wieder loswerden. Was kann ich nur tun?« Sie dachte nach und es wurde ihr klar, dass es ihr niemals gelingen wird, das Sandkorn herauszuwerfen. Sie könnte dem Sandkorn die scharfen Konturen nehmen und es stattdessen in eine glatte und glänzende Schicht einhüllen. Gedacht und getan – und die Perlenmuschel war überglücklich, weil sie das Problem gelöst hatte und nun obendrein zu einem kostbaren Juwel kam. Laut Omraam Mikhael Aivanov, von dem ich die Geschichte habe, werden wir zu unglaublichen Reichtümern kommen, wenn es uns gelingt, alle Schwierigkeiten und Widrigkeiten in eine samtige und glänzende Hülle aus Perlmutt einzupacken (seine Worte).

Als ich diese Geschichte las, musste ich an eine Bekannte denken, die nur noch dank der gespendeten Niere ihres Mannes lebt und dabei den schwerstbehinderten Sohn rund um die Uhr pflegt. Wenn man in ihr Häuschen kommt, taucht man sofort in eine liebevolle, freundliche und sonnige Atmosphäre ein. Es ist, als sei man von einer stillen Freude und viel Liebe umgeben. Die Räume sind der Saison entsprechend kunstvoll dekoriert. Vieles davon kreiert sie selbst, anderes wird dazugekauft. Am Ende der Saison verschenkt sie großzügig einen Teil der Dekorationen und andere können sich weiter daran erfreuen. Durch ihren Sohn, er sei das schönste Geschenk ihres Lebens, ist sie weitgehend ans Haus gebunden; und sie hat das Allerbeste aus ihrem Heim und ihren Umständen gemacht. Laut ihrer Schwester kennt sie kein Jammern und Hadern – es ist, wie es ist! Hut ab vor dieser bemerkenswerten Lebenshaltung!

Es gehört zum Leben, dass nicht alles so ist, wie wir es gerne hätten. Wie können wir das Widerwärtige in ein kostbares Juwel verwandeln? Die Perle in der Muschel war nicht einfach da, sondern sie wurde von der Muschel in einem langsamen Prozess zu einer Kostbarkeit geformt. Bei allem, was uns widerfährt, kommt es auf unsere innere Einstellung an, ob wir uns davon erdrücken, frustrieren, verletzen oder deprimieren lassen – oder ob wir uns innerlich und äußerlich soweit darauf einstellen, dass wir allem zum Trotz glücklich damit leben können – und daraus ein Schmuckstück machen.

## *Meditation*

Sie stellen sich eine wunderschöne Muschel vor, die Sie ein bisschen öffnen, um ein Sandkorn hineinzuschieben. Das Sandkorn ist das Symbol für ein Problem, das Ihnen zu schaffen macht. Sie übergeben die Muschel dem Meer mit der Bitte, dass sie Ihnen hilft – daraus ein Juwel zu schaffen.

*Mantra*

*Der göttlichen Weisheit und Liebe übergebe ich mich selbst und mein Leben.*

## *Mudra*

Die linke Hand wird zu einer lockeren Faust geballt und von der rechten umfasst, die Daumen liegen übereinander. Die Hände werden so auf der Höhe des Halses halten. Diese Mudra wirkt wunderbar beruhigend und bringt Gelassenheit. Sie stärkt das Hals-Chakra, das für Reinheit und innere Freiheit steht – wir lassen uns vom Sand im Getriebe nicht das Leben vergraulen!

## *Tipps für den Alltag*

✓ *My home is my castle!* Bringen Sie neuen Glanz in Ihr Heim, dekorieren Sie mit Gegenständen und Bildern, die Ihnen Freude machen – mit jahreszeitlichem Dekor, Früchten und Blumen, Erinnerungsfotos, Grußkarten …

✓ Gönnen Sie sich etwas besonders »Schönes«.

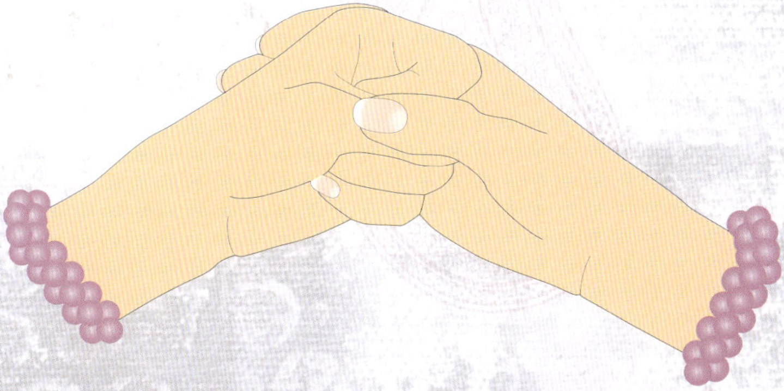

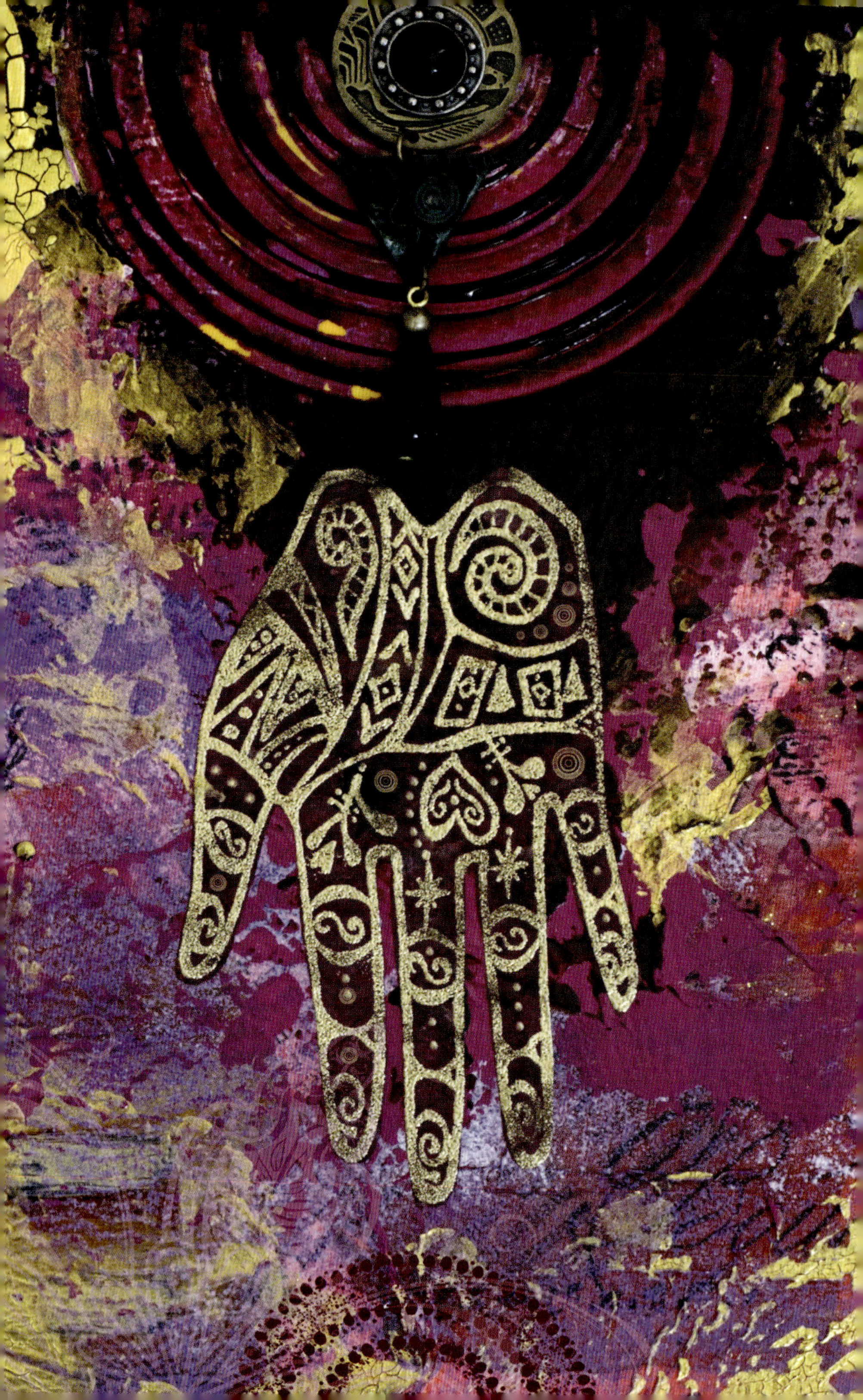

# *Der innere Künstler*

In uns allen steckt ein Künstler – es ist eine Urkraft – ein Ur-Instinkt des Menschen. Zur Arterhaltung gehört das Verlangen, sich selbst schön und attraktiv zu machen und ein Nest zu bauen, um das andere Geschlecht damit zu bezirzen. Dies weckt die Talente und den Sinn für Kunst und Schönheit. Sogar Jesus lehrte: »Du sollst deine Talente nicht vergraben.« Kinder sind mit diesem Ur-Instinkt noch stark verbunden; und dies ist sicher der Grund, warum Kinder so glücklich sind, wenn sie basteln und dabei hübsche Sachen anfertigen. Es gibt verschiedene Gründe, warum wir uns gestalterisch betätigen sollten. Der wichtigste ist sicher, weil es einfach zufrieden und glücklich macht. Ein weiterer stammt aus der Hirnforschung, die bestätigt, dass sich Fingerfertigkeit und Geschicklichkeit auf die Gehirntätigkeit positiv auswirken beziehungsweise das Gehirn gesund erhalten. Ein weiterer Grund ist, dass damit unsere Gedanken im konstruktiven Sinne beschäftigt sind. Wir denken tagsüber, oder sogar nachts, gerne an all das, was wir kreieren möchten und wie wir es am geschicktesten anstellen; wir suchen neue Ideen und mit dem Suchen finden wir immer noch mehr und bessere. Es ist, als hätten wir eine innere Quelle entdeckt und freigelegt.

Durch die Jahre haben sich meine kreativen Erzeugnisse immer wieder verändert: Als die Kinder meiner Sippe klein waren, fertigte ich für sie Puppen, Puppenkleider und ganze Puppenstuben inklusive Inventar an. Später bastelten wir ein Puppentheater und schrieben selbst die Stücke dazu.

Grußkarten, Schals, Spiele, Bild-Collagen, Fotobücher, Kalender, Strickwaren, Kerzen, Seifen, Dekorationen und all die kulinarischen Erzeugnisse aus der Küche – mit allem kann man sich selbst oder anderen eine Freude machen. Einerseits macht es Spaß, selbst etwas zu kreieren, die Freude am Tun an sich; aber weiter gibt es die Freude, etwas Einmaliges zu besitzen; und weiter die Freude am Schenken. Schön ist auch, dass vieles, was wir erschaffen, nichts kostet. Mit Karton, Papier, Stoffen, Steinen und anderen Objekten aus der Natur lassen sich wunderschöne Sachen anfertigen. Also – in die Hände gespuckt! Ich wünsche Ihnen dabei frohe Stunden und wunderschöne Erzeugnisse.

## *Meditation*

Sie konzentrieren sich auf den Vitalpunkt, der sich zwei Fingerbreit unterhalb des Bauchnabels befindet – er ist das Tor, das zum Sakral-Chakra führt – dem Zentrum der Kreativität. Hier beobachten Sie den Atem und werden still und leer. *Die Leere birgt die Fülle.* Dies regt Ihre Inspiration an.

Halten Sie Ausschau nach neuen Ideen in Bezug auf was und wie Sie kreativ sein möchten, dann formulieren Sie vor der Meditation diesbezügliche Fragen.

## *Mantra*

*Meine Talente sind ein Geschenk Gottes,*
*ich nutze sie weise.*

## *Mudra*

Zu Beginn massieren Sie, von der Spitze zur Wurzel hin, den einen Ringfinger und danach den anderen. Die beiden Ringfinger gestreckt aneinander halten und die anderen Finger locker verschränken. Die Hände so vor dem Bauch halten, die Ringfinger zeigen nach oben. Diese Mudra stimuliert die Kreativität, deren Zentrum sich an den Wurzeln der Ringfinger befindet. Zudem hebt sie allgemein die Stimmung und das tut sowieso gut.

## *Tipps für den Alltag*

✓ Probieren Sie neue Rezepte und neue Formen für Ihr Gebäck und Kuchen aus.

✓ Gestalten Sie Ihre Grußkarten selbst und legen Sie ein Gedicht oder eine schöne Geschichte bei.

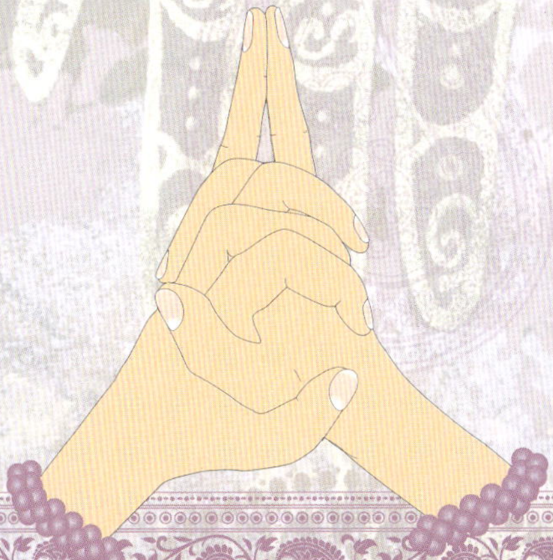

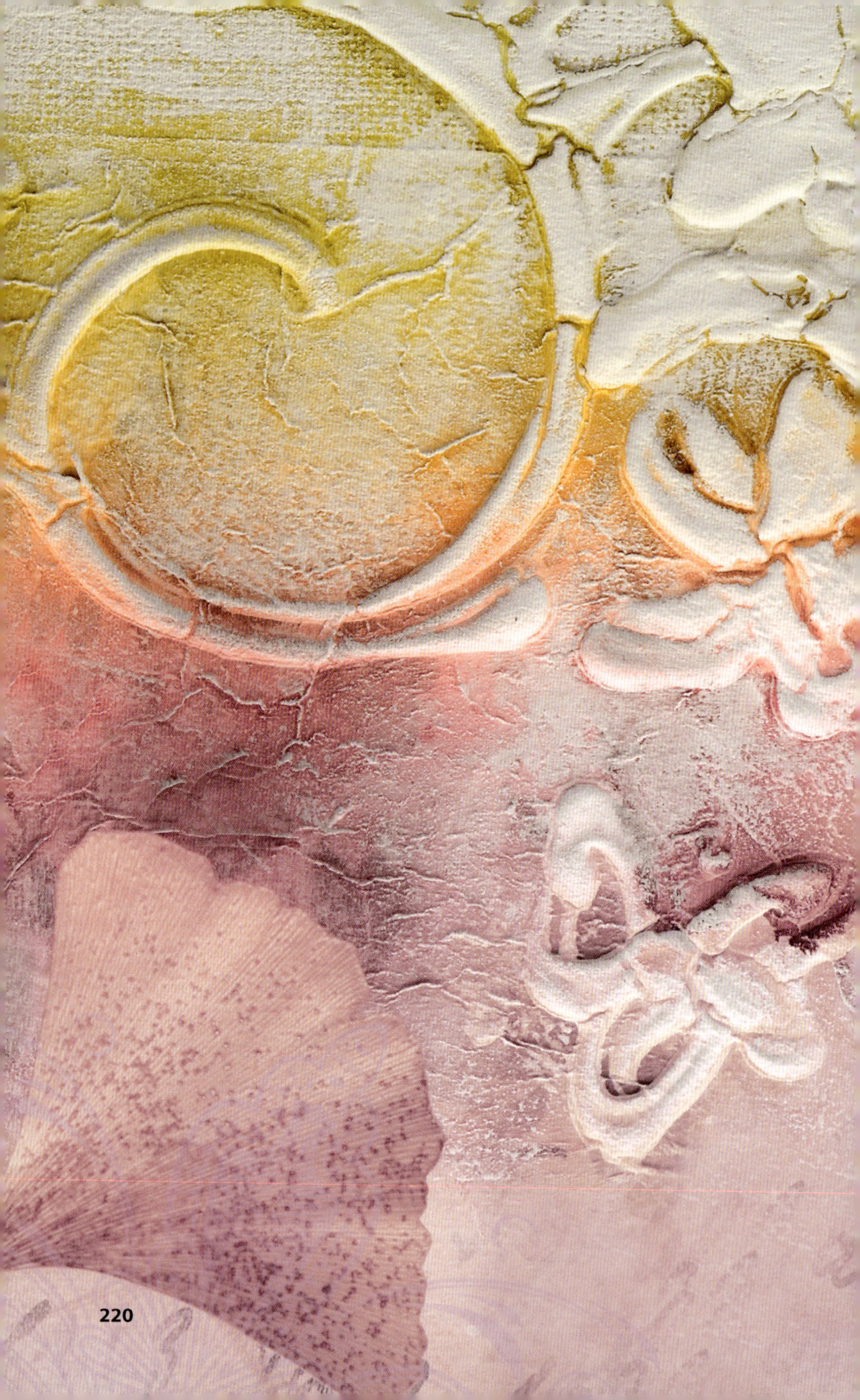

# *Tagträume sind mehr als nur …*

Unter den berühmten Erfindern, Künstlern und Wissenschaftlern gab es auffallend viele Tagträumer. Ihre bahnbrechenden Ideen kamen ihnen im Schlaf oder während sie so in den Tag träumten. Viele pflegen die Tagträume, ohne es zu merken, wenn sie Auto- oder Zugfahren oder sich in der Natur aufhalten – beim Walken, beim Joggen, beim Wandern oder im Garten, am Meer oder an einem Bache sitzend. Das Tagträumen führt ja bekanntlich in einen tieferen Bewusstseinszustand und hat in den letzten Jahren die Wissenschaft animiert, darüber mehr zu forschen und entsprechende Studien zu verfassen – es gibt gleich mehrere. Hier einige Ergebnisse: Während des Tagträumens tritt eine natürliche Entspannung ein, in der die Energie-Frequenzen von Gehirn und Herz sinken, und dies bewirkt, dass die frei gewordene Energie anderweitig eingesetzt wird, etwa für innere Heilungsprozesse. Auch eine ausbalancierte Organtätigkeit, Hormon-, Nerven-, Atem- und das Immunsystem profitieren davon. Man weiß heute beispielsweise, dass das Immunsystem während des Dösens am aktivsten ist. Die Studien belegen weiter, dass Tagträumer sich weniger manipulieren lassen, gelassener, kreativer, mutiger, weniger stressanfällig und im Allgemeinen lebenstüchtiger sind. Es gibt also viele Gründe sich öfter eine Zeit der Einkehr zu gönnen – eine Zeit der Gedankenleere. Es gibt verschiedene Arten des Tagträumens: *1. gar nichts denken – vor sich hindösen;*

*2. schöne Bilder imaginieren; 3. Ideen sammeln.* Sie sehen, die Grenzen zwischen Meditation und Tagträumen sind fließend – der größte Unterschied ist sicher, dass man während der Meditation hellwach ist und bewusst den Atem oder die aufkommenden Gedanken wahrnimmt oder bewusst die Imaginationen nach eigenem Gutdünken gestaltet. Während des Tagträumens lässt man alles einfach geschehen.

Je hektischer unser Leben ist, umso wichtiger ist es, sich gelegentlich von der Außenwelt zurückzuziehen, innezuhalten – und sich Zeiten des Alleinseins und der Einkehr zu gönnen. Dafür haben unsere Nächsten sicher Verständnis, denn wenn es uns selbst gut geht, profitiert auch unsere Umwelt davon. Tagträume sind wie kleine private Auszeiten. Wann und wie können wir diese in unsere Wochen- oder Tagespläne einbringen – morgens vor dem Aufstehen, auf dem Arbeitsweg, während der Arbeitspausen, beim Sport oder abends vor dem Einschlafen?

## *Meditation*

Sie nehmen sich in Gedanken eine Auszeit und stellen sich vor, einen Kurzurlaub zu machen. Der Ort, den Sie besuchen, ist wunderschön. Sie imaginieren die Natur mit all ihren Farben, Formen, Geräuschen und Düften genau und dies ist – laut Forschung – wie Balsam für Ihr Gemüt und erfrischt Ihren Geist. Vielleicht möchten Sie etwas Aktion: Dann stellen Sie sich selbst inmitten Ihrer Familie und Freunde vor; oder Sie sehen sich selbst erfolgreich in dem, was Sie tun, haben und sind.

## *Mantra*

*Aus der Stille hebe ich alles Nötige*
*für ein glückliches Leben*

## *Mudra*

Die Hände liegen locker im Schoß, die linke in der rechten, die Handinnenflächen sind nach oben gedreht und die Daumenkuppen liegen aneinander. Diese Mudra wirkt beruhigend und entspannend.

## *Tipps für den Alltag*

✓ Sie suchen sich tagtäglich Gelegenheiten für eine kurze Auszeit, wenn Sie wollen mit Blick ins Grüne.

✓ Sie schreiben Ihre guten Ideen in ein spezielles Notizbuch.

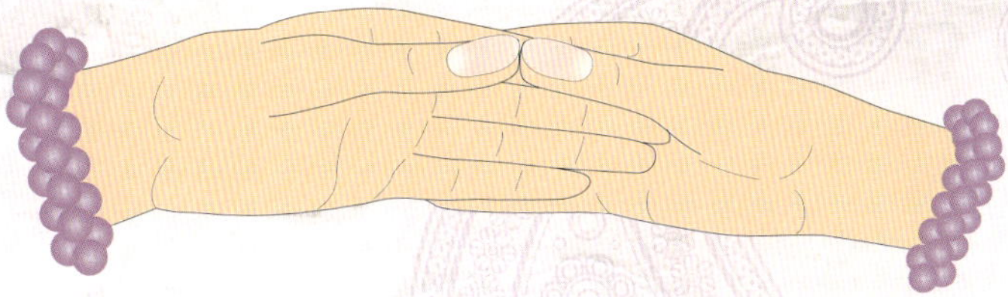

## *Eines der schönsten Geschenke*

Den Brauch, einander an Weihnachten zu beschenken, finde ich wunderschön – aber ich weiß auch um die Kehrseiten – und ich kenne viele vernünftige Argumente, die gegen das Schenken sprechen. Und doch macht es mich traurig, wenn ich bedenke, dass es viele Menschen nicht mehr wagen, einander mit einer kleinen Aufmerksamkeit eine Freude zu machen – und dies vor lauter Angst, dass das Geschenk zu klein, zu groß oder was auch immer ist und dem Schenkenden wie auch dem Beschenkten nur Stress, Frustration und Verdruss bringen. Doch es gibt Präsente, die immer gut ankommen: Kerzen, Selbstgemachtes, Schals, Spruchsammlungen, Fotos, Produkte aus der Küche oder für das Bad, ein bisschen Zeit (Gutschein für ein feines Essen beim Inder oder für eine Fensterputzaktion) … Oder man kann zuvor ein bisschen nachfragen, um Vorlieben kennenzulernen. Es geht ja nicht nur um das Geschenk an sich, sondern darum, dass man sich über den Nächsten Gedanken macht und ein Zeichen der Zuneigung setzen möchte. Es gibt dazu die nette Geschichte von einem kleinen Mädchen, das der Lehrerin einen wunderschönen Stein aus einem weit entfernten Bach brachte. Als die Lehrerin dazu sagte: »O mein Gott, von so weit her hast du den Stein geholt!«, meinte das Mädchen lächelnd: »Das ist doch ein Teil des Geschenks.«

Ich glaube, die kostbarsten Geschenke – die ganz tief aus unserem Herzen kommen – kosten gar nichts. Eines der größten

Präsente ist das Vertrauen, das wir in jemanden setzen; und eines der schönsten Geschenke ist die bedingungslose Liebe und das Verstehen-Wollen, das wir dem anderen entgegen bringen. Dies sind Gaben, die wir dem Nächsten wie auch uns selbst geben können. Und wie bei allen wahren und echten Geschenken strahlt ihre Wirkung nicht nur in die eine, sondern wie die Strahlen eines Sterns, in alle Richtungen. Der folgende Satz bringt es auf den Punkt: Versuchst du zu verstehen, dann wirst auch du verstanden; vertraust du dem anderen, dann vertraut er auch dir; und liebst du bedingungslos, dann spürst du immer wieder die liebende Hand Gottes, die dich trägt, schützt und leitet.

Die folgende kleine Geschichte, die ich von einer Yoga-Schülerin hörte, bringt das Thema »Verstanden-Werden« und »Bedingungslos-geliebt-Werden« auf eine ganz rührende Weise zum Ausdruck:

Es war kurz vor Weihnachten: Da stand im Schaufenster einer Tierhandlung ein Schild mit der Aufschrift »Welpen zu verkaufen«. Ein kleiner Junge kam vorbei und sah das Schild. Da der Ladenbesitzer gerade in der Tür stand, fragte er ihn: »Was kostet denn so ein kleiner Hund?« »Zwischen 40 und 70 Euro«, antwortete der Mann. Der kleine Junge wühlte in seiner Hosentasche und förderte einige Münzen zutage. »Ich habe 8 Euro und 45 Cent«, sagte er stolz. »Kann ich sie mir bitte ansehen?«

Der Ladenbesitzer stöhnte ein wenig genervt, aber er pfiff dann doch nach seiner Hündin. Fünf kleine Mischlingswelpen wuselten hinter ihr her. Genauer gesagt vier, denn einer war merklich langsamer und humpelte deutlich. »Was hat der Kleine dahinten?«, fragte der Junge. Der Mann erklärte ihm, dass das Hundchen einen Geburtsschaden habe und nie richtig laufen könne. »Den möchte ich kaufen«, sagte der Junge. »Also gerade den würde ich nicht nehmen, der wird nie ganz gesund«, wollte der Mann ihn überzeugen, »aber wenn du ihn unbedingt willst, schenke ich ihn dir.« Statt sich über das Angebot zu freuen, wurde der kleine Junge wütend: »Ich möchte ihn nicht geschenkt haben. Dieser kleine Hund ist jeden Cent wert, genauso wie die anderen auch. Ich gebe Ihnen mein ganzes Geld und werde jede Woche einen Euro bringen, bis er abbezahlt ist.« Der Mann entgegnete verblüfft: »Nimm ihn lieber nicht. Denk doch mal, dass er niemals mit dir um die Wette rennen und toben wird wie die anderen jungen Hunde.« Da hob der Junge sein Hosenbein: Eine Metallschiene wurde sichtbar, die sein verkrüppeltes Bein stützte. Liebevoll blickte er auf den kleinen Hund und sagte: »Sehen Sie, ich brauche keinen Hund, der rennt; dieser kleine Hund und ich brauchen jemanden, der uns versteht.«

## *Meditation*

Das Zentrum der höheren Erkenntnis ist, laut der alten Yogis, hinter der Stirn und wird verkörpert durch das Stirn-Chakra. Wenn wir dieses Energiefeld aktivieren, ist es, als ob man eine gegebene Situation und alle Beteiligten von einem erhöhten Standpunkt aus anschaut – was groß wirkt, wird klein, was unwichtig ist, fällt weg, und was verborgen ist, kommt ans Licht.

Gerade während der Weihnachtszeit ist viel Unausgesprochenes, Bedrückendes, verbunden mit falschen Erwartungen, in der Luft. Unerfreulichen Situationen wie auch Menschen, die uns stressen oder nicht wohl tun, können wir oft nicht ausweichen – aber wir können uns innerlich distanzieren. Wenn wir in der Meditation eine belastende Situation von einer höheren Warte aus betrachten, können wir aus der Distanz Menschen und Gegebenheiten in ihrem Zusammenhang besser verstehen und wir können milder darauf reagieren. Innerer Widerstand und Abneigung lösen sich auf und damit geben wir Menschen und Situationen eine reelle Chance, sich zu verändern. Probieren Sie es aus, und Sie werden staunen.

Sie stellen sich vor: Sie sitzen auf einem Stern und mit einem Fernrohr betrachten Sie Ihre eigene Familienfeier oder andere weihnachtliche Angelegenheiten. Sie sehen dabei aber nicht nur das Offensichtliche, sondern auch in die Herzen jedes einzelnen – wie sie sich fühlen, was sie denken – und Sie versuchen nun zu verstehen, warum der oder die so spricht, handelt oder sich benimmt. Nach einer Weile übergeben Sie Ihre Bilder und Gedanken dem göttlichen Licht – werden still und mit dem Ausatmen lassen Sie ein langes *OM* ertönen (das *OM* bedeutet wie das Amen »so sei es« und ist der Keimlaut des Stirn-Chakras).

*Mantra*

*Das göttliche Licht der Erkenntnis zeigt mir das Wahre, das Gute und das Schöne, das jedem und allem zugrunde liegt.*

## *Mudra*

Die rechten Kuppen von Zeigefinger und Daumen liegen aneinander sowie die linken und die Hände liegen locker auf den Oberschenkeln. *Jnana* bedeutet Wissen und diese Mudra steht für den Wunsch nach Wissen, Weisheit und Klarheit. Zudem symbolisiert der Daumen das göttliche Bewusstsein und der Zeigefinger das menschliche Bewusstsein. Die Verbindung der beiden Finger weist im Allgemeinen auf die Verbundenheit der Menschen mit Gott hin und im Besonderen auf die göttliche Weisheit, die sich auf den Menschen übertragen soll.

## *Tipps für den Alltag*

✓ Auch im Privaten können Gesprächsrunden moderiert werden. Der »Moderator« achtet darauf, dass erfreuliche und nicht provozierende Themen angegangen werden.

✓ Wer eine andere Meinung oder Lebensart akzeptiert, auch wenn dies schwerfällt, zeigt Toleranz und innere Größe.

✓ Hören Sie aufmerksam zu.

✓ Ein angebrachtes Kompliment freut immer.

✓ Mit Humor wird alles leichter!

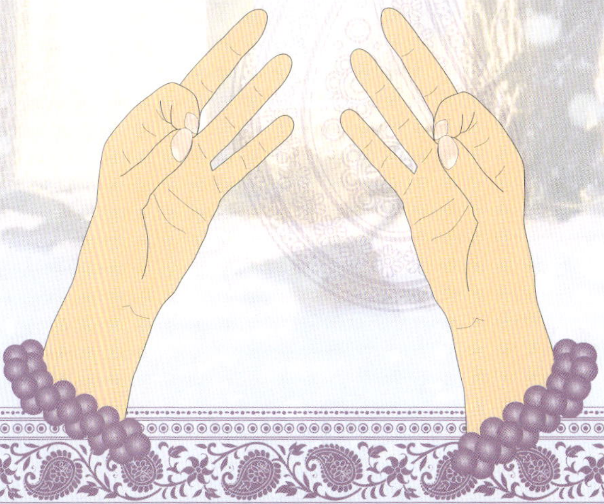

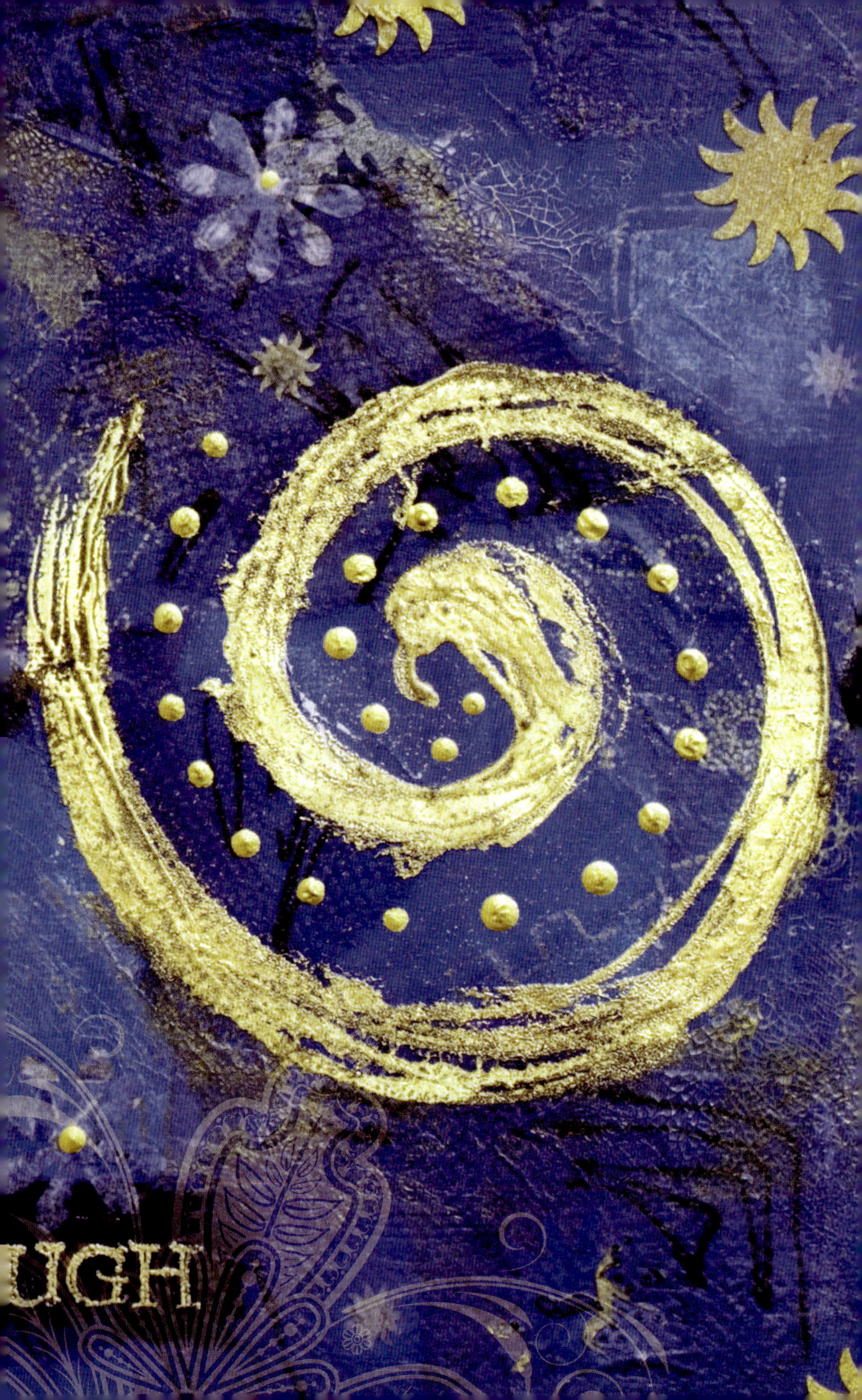
UGH

# *Einfach sein!*

Die sogenannten Raunächte liegen laut einem alten Volksbrauch in der Zeit zwischen dem 21. Dezember und dem 6. Januar – damit sind nicht nur die Nächte, sondern auch die Tage gemeint. Hier geht es um nichts Geringeres als um die Besinnung auf das, was im letzten Jahr gewesen ist, und auf das, was im folgenden Jahr gegebenenfalls kommen mag. Gleichzeitig ist es auch ein Zur-Ruhe-Kommen, Innehalten, in sich selbst Muße und Frieden finden. In alten Schriften wurde geraten, das Wäschewaschen, Hausputzen, Nähen und Spinnen an diesen Tagen zu vermeiden. Es war die Zeit, die man in der Familie verbrachte, in der man Freunde und Verwandte besuchte und zusammen feierte. Es war auch die Zeit, in der Orakel befragt wurden – aber vorerst durfte noch nichts Neues konkret begonnen werden – damit musste bis zum 7. Januar gewartet werden.

Sie könnten diesen alten und sinnvollen Brauch wieder neu aufleben lassen: In der letzten Woche des Jahres einfach nach Herzenslust faulenzen, Freunde besuchen und/oder Einladungen tätigen, die Feste feiern, wie sie fallen. Ohne schlechtes Gewissen jedes »Muss« und »Sollte« sein lassen – die Tage einfach zwanglos genießen.

## *Meditation*

*Im ersten Teil* der Meditation lassen wir die Gedanken in die Vergangenheit schweifen. Wir lassen das vergangene Jahr passieren und denken eine kurze Weile an das Negative, das es brachte; und danach verweilen wir etwas länger bei den schönen Erinnerungen und unseren Erfolgen. *Im zweiten Teil* verweilen wir gedanklich in der Gegenwart und überlegen uns, wie wir diese letzte Woche des Jahres besonders schön gestalten möchten. *Im dritten Teil* halten wir Ausblick auf das kommende Jahr, ohne groß Pläne zu schmieden – aber wir denken über das Motto nach, unter das wir das neue Jahr stellen wollen.

## *Mantra*

*Im Jetzt – in dieser Minute – findet mein Leben statt, das ich in vollen Zügen genieße. Vergangenheit, Gegenwart und Zukunft übergebe ich vertrauensvoll der göttlichen Liebe und Weisheit – der göttlichen Kraft und Macht.*

## *Mudra*

Daumen- und Zeigefingerspitzen beider Hände liegen gestreckt aneinander, die anderen Finger sind locker nach innen gebeugt. Die Hände werden so vor der Körpermitte gehalten. Diese Mudra weist auf das Loslassen von Vergangenem und auf unser Vertrauen in und unsere Hingabe an Gott hin.

## *Tipps für den Alltag*

✓ An jedem Tag machen wir uns eine spezielle Freude.

✓ Ein Hexenfest wird von uns organisiert und ein Orakel befragt.

✓ Wir legen Tarot-Karten und fragen nach: Was sollte ich lassen, was sollte ich tun, wie sehen die Chancen für das nächste Jahr aus – im Allgemeinen wie auch bei einem ganz besonderen Thema, das uns am Herzen liegt.

✓ Wir gestalten einen ganz besonderen Abend mit der besten Freundin (oder Freund) und finden und zelebrieren gemeinsam das Motto für das neue Jahr.

✓ Innehalten, still werden und jemandem gute Gedanken schicken – wir stellen uns die betreffende Person glücklich vor; dies ist immer eine beglückende Bereicherung für den Gebenden wie auch für den Empfangenden.

✓ Wir drücken dem anderen gegenüber unser Wohlwollen – ohne besonderen Anlass – in Worten, einer Geste oder einer kleinen Gabe aus.

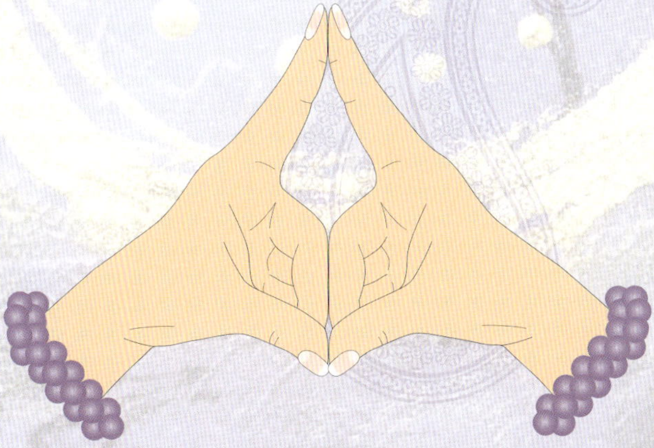

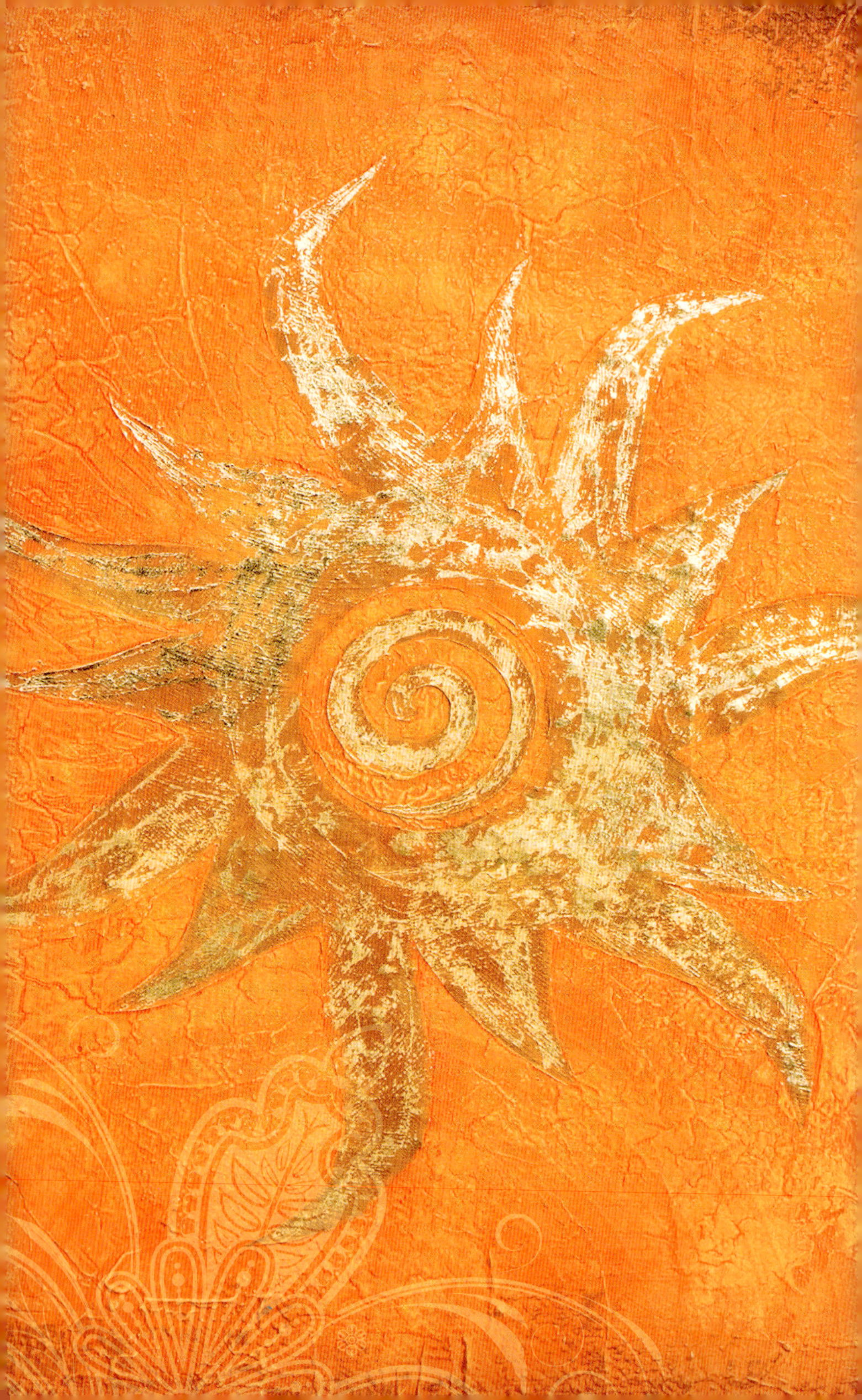

# *Froh gestimmt in die Zukunft*

Jeder Tag, jede Woche, jedes Jahr ist anders – und auch wir starten in die Zukunft immer wieder als anderer Mensch. In den vergangenen Wochen und Monaten haben wir uns wahrscheinlich innerlich mehr verändert, als wir wahrhaben. Unsere Sichtweisen, unsere Gewohnheiten, unsere Vorlieben und Interessen – alles wandelt sich – hin zum Guten oder zum Schlechten. Dem Schicksal zu begegnen und es zu (er-)tragen, ist nicht immer leicht. Es gibt Menschen, die daran zerbrechen. Sie werden verbittert, zynisch, ängstlich und mutlos. Andere leben nach dem Motto »Was mich nicht umbringt, macht mich stark«. Selbst starke, fröhliche und motivierte Menschen haben ihre schwachen Momente und verzagen hin und wieder, aber sie erheben sich jedes Mal von Neuem – und letztendlich zählt nur das. Ich hoffe, dass auch Ihnen anhand dieses Buches dies immer besser und besser gelingt. Wir alle fallen hin und wieder auf die Nase – doch wir können uns entscheiden, ob wir liegenbleiben oder wieder aufstehen. Wir stehen selbstverständlich auf, sind noch einmal um eine Erfahrung reicher und peilen unser nächstes Abenteuer an ☺.

Ich habe durch die Jahre viele Menschen kennengelernt – auch alte Menschen – und die interessantesten und fröhlichsten waren diejenigen, die oft allen Grund gehabt hätten aufzugeben, die sich aber immer wieder aufrappelten, die

Herausforderungen an den Hörnern packten und siegreich bewältigten. Das können auch Sie, liebe Leserin, lieber Leser – wir alle verfügen über ein gewaltiges inneres Kraftpotenzial, das wir bei Bedarf über unsere Meditationen, mit Mantras und Mudras ins Spiel bringen, und somit haben wir es jederzeit im Alltag zur Verfügung.

Gestern fragte mich jemand: Sie schreiben in Ihren Büchern, wir sollten uns der Liebe und Weisheit Gottes anvertrauen und unser Leben seiner Güte übergeben. Wie kann man dieses Vertrauen bewahren, wenn man sieht, welche Gräueltaten Gott weltweit und auch bei vielen einzelnen zulässt? – Ja, man kann – es geht – trotzdem. Und seit ich selbst schwere Zeiten durchlebt habe, kann ich es noch viel mehr. Nach dem Morgengrauen, wenn es am dunkelsten ist – geht doch wieder von Neuem die Sonne auf, und man weiß auch, dass tagsüber hinter den dunkelsten Wolken die Sonne lacht. Das ist auch im Leben so. Dies musste und durfte ich schon mehrmals erfahren. Mir wurde Hilfe durch wunderbare Menschen, Bücher, Ärzte oder Medikamente zuteil und ich erhielt Zeichen von der geistigen Welt. Ich habe Sachen erlebt, die an Wunder grenzen, es gab *glückliche Zufälle,* die verstandesmäßig nicht nachvollziehbar waren. Für mich waren es Zeichen der Liebe und Güte Gottes.

Und gerade in meinen schwersten Zeiten hatte ich gleichzeitig meine glücklichsten Momente – wurde ich in euphorische Stimmung versetzt – wie durch ein Wunder. Ich bin sicher, dass unser Dasein einem höheren Plan unterliegt und der beinhaltet gute und schwere Zeiten. Wenn wir uns immer wieder Gott, seiner Liebe, Weisheit und Güte zuwenden, lassen wir auch zu, dass er uns hilft – auf seine Weise. So ist es mir ergangen.

Meistens ist das Leben jedoch, sind unsere Tage und Wochen gar nicht so schlecht, wie wir meinen – wir *denken* sie uns schlecht – leider, statt diese Gedanken zu zügeln und sie auf das zu richten, was uns gut tut und glücklich macht. Dieses Buch öffnet Ihnen genau dafür die Augen und gibt Anleitung. Nun heißt es einfach nur noch: Das positive und konstruktive Denken üben, üben, üben …

So wünsche ich Ihnen, liebe Leserin, lieber Leser, dass Sie im Vertrauen leben, dass Gott an Ihrer Seite geht und steht und Ihnen den Weg weist in seine Heimat. Möge Sie dieses Buch noch viele kommende Jahre begleiten und Ihnen viele glückliche Tage und Wochen bescheren.

*Ihre Gertrud Hirschi*

# *Bilderverzeichnis*

❙ Alle Seiten (außer 188 bis 191): abstrakte Gemälde und Collagen © Sunnydays – Fotolia.com ❙ Seite 9 ff.: Ganesha, Diwali greetings card, royal Rajasthan, India (Kante) © MNH7 – Fotolia.com und Pattern with paisley (Ranke) © il67 – Fotolia.com ❙ S. 1 bis 7 und 238 bis 240: Zen buddha © PE – Fotolia.com ❙ S. 12 ff.: Mandala (Hintergrund): Mandala doodle © zsooofija – Fotolia.com ❙ S. 16 ff.: Close up of hand in lotus pose © pkline – Istockphoto.com und Yoga JNANA mudra" © byheaven - Fotolia.com und Mandala (Hintergrund): Mandala doodle © zsooofija – Fotolia.com ❙ S. 24 ff.: Winter memories © Marcin Kruk – Fotolia.com ❙ S. 40 ff.: Divinité masculine © Unclesam – Fotolia.com ❙ S. 72 ff.: Flowers and ladybugs love story © Danussa – Fotolia.com ❙ S. 80 ff.: Glücksbringer © Alexander Raths – Fotolia.com ❙ S. 88 ff.: Paar aus Karte 15 – Der Teufel des Rider Waite Tarot © U.S. Games Systems ❙ S. 120 ff.: Tautropfen © Stefan Körber – Fotolia.com ❙ S. 148 ff.: The dancing girl with colorful spots © vic&dd – Fotolia.com ❙ S. 164 ff.: Eléménts fitness et sport © lynea – Fotolia.com ❙ S. 188 ff.: Glasses of red wine on old barrel © Sandra Cunningham – Fotolia.com ❙ S. 212 ff.: Huître Perlière © Pixel & Création – Fotolia.com ❙ S. 224 ff.: Laterne am Winterabend © Stefan Körber – Fotolia.com ❙

Alle Mudras: Hermann Betken, Oldenbüttel

*Gertrud Hirschi-Klassiker*

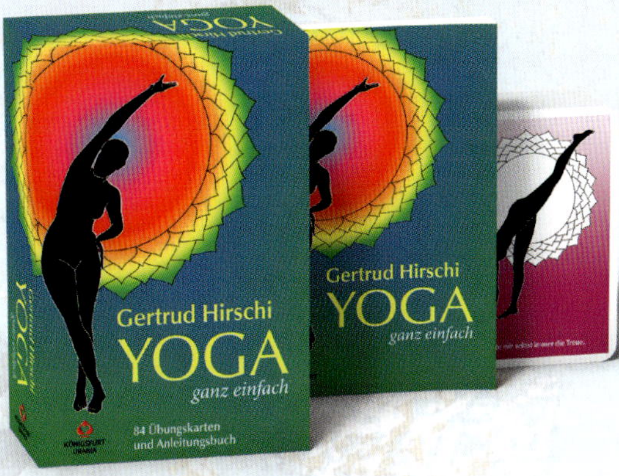


## Yoga – ganz einfach

84 Yoga-Karten mit allen wichtigen Übungen
112-seitiges Buch mit vielen Informationen
ISBN 978-3-86826-116-5

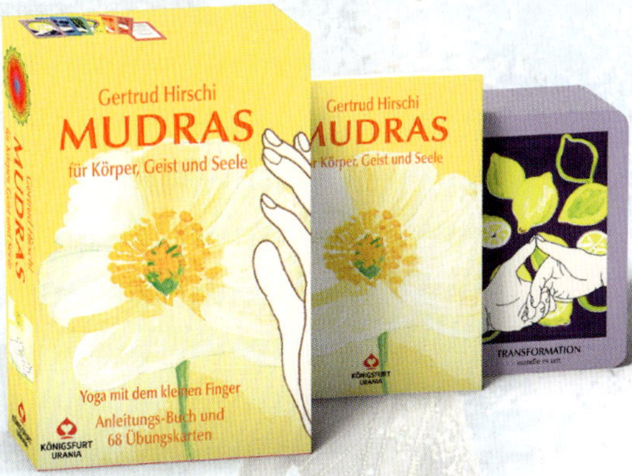


## Mudras – ganz einfach

68 Mudra-Karten und Booklet
ISBN 978-3-86826-108-0